la méthode

Elle est simple, efficace et à la portée de toutes. Elle demande peu de temps (10 minutes par jour) et tient compte des personnes n'ayant jamais fait de sport ou ayant le dos fragile (souvent dû simplement à une insuffisance musculaire dorsale).

en quoi elle consiste

Cette méthode vous propose un programme de base de 4 semaines à renouveler, comportant 5 exercices (2 techniques pour le ventre, 2 techniques pour les fessiers, 1 exercice de stretching) à réaliser 6 jours sur 7.

➔ en quoi elle consiste ?

Les exercices pour le ventre et les exercices pour les fessiers ont pour vocation de raffermir et d'éliminer peu à peu la couche graisseuse sur le ventre et les hanches.

Le stretching permet d'assouplir les muscles que vous avez exercés, d'éviter les courbatures et d'obtenir une belle musculature tout en longueur.

Les techniques choisies ne sont pas toutes du même niveau de difficulté afin de vous permettre de progresser, mais aussi de récupérer.

➔ vous pouvez...

→ soit suivre le programme d'un mois conseillé,

→ soit composer vous-même votre entraînement en choisissant les exercices que vous voulez réaliser.

N'hésitez pas à permuter un exercice qui ne vous convient pas avec un autre dans un programme. Vous avez le choix ! Mais, surtout, n'occultez pas une technique !

CONSEILS

• Vous pouvez porter des lests de 1 kg ou de 500 g aux chevilles si vous désirez galber davantage les fessiers, par exemple.
• Le nombre de répétitions indiquées pour chaque exercice est le minimum à réaliser pour obtenir à la longue un résultat.
• Si vous vous remettez au sport, suivez pendant 2 mois au moins les consignes du paragraphe « Si vous reprenez l'entraînement » : il importe avant tout que vous vous travailliez en toute sécurité !

pour un résultat optimal

pour raffermir

→S'entraîner 6 fois par semaine, comme nous le conseillons dans ce guide.

→Si on dispose de plus de temps, ajouter à chaque série un mouvement pour progresser en douceur et sans traumatisme.

POUR VOUS AIDER

• Un système d'étoiles vous permet d'évaluer d'un coup d'œil le niveau de difficulté de chaque exercice. Vous aurez ainsi le choix d'optimiser votre programme en sollicitant à des degrés divers les fibres musculaires. Vous pouvez aussi composer un programme personnalisé en fonction de vos aspirations : * facile, ** moyennement facile, *** plus difficile.

• N'hésitez pas à vous décontracter complètement pendant une dizaine ou une quinzaine de secondes entre chaque série d'exercices ou entre chaque posture de stretching.

pour éviter d'augmenter ou de voir apparaître des tissus graisseux

→Surveiller son alimentation (n'hésitez pas à consulter un diététicien).

pour brûler plus vite la couche graisseuse sur le ventre et les fessiers

→Ne pas rater une occasion de se dépenser au quotidien, comme monter les escaliers, marcher, etc., en plus des exercices spécifiques conseillés dans ce guide.

→Si possible, faire au moins 1 fois par semaine une activité cardio-pulmonaire comme le jogging, l'aérobic, la danse, etc.

➔ si les séries d'exercices vous semblent trop longues

N'hésitez pas à vous reposer 3 ou 4 secondes, puis à reprendre en augmentant le nombre de répétitions la fois suivante. Pensez à contracter le ventre en le rentrant lors de la réalisation des exercices pour les muscles abdominaux.

TOUT CHANGE, TOUT ÉVOLUE...

...même les techniques pour renforcer les muscles du ventre et des fessiers. Actuellement, les cours d'abdo-fessiers se modernisent et s'orientent vers une plus grande variété d'exercices aux répétitions variables.

En résumé, soyez...

assidue

Évitez au maximum d'occulter une séance car le résultat ne peut être obtenu que si l'on s'entraîne régulièrement.

courageuse

Forcez-vous à faire une ou deux répétitions de plus, même si vous n'avez pas une forme olympique ou que vous êtes face à un canapé moelleux qui n'attend que vous.

VARIEZ LES EXERCICES
Il est impossible d'obtenir un résultat esthétique et performant musculairement en pratiquant toujours le même exercice.

décontractée

Impossible d'obtenir des résultats si l'on est tendue et stressée. Avant de commencer l'entraînement, il importe donc, si vous êtes contractée, d'inspirer 2 à 3 fois par le nez, puis d'expirer par la bouche le plus longuement possible.

Tous les muscles du corps doivent pouvoir répondre favorablement à des types d'efforts différents ou soudains et, pour cela, il faut qu'ils soient convenablement entraînés. Les muscles pour les abdominaux et pour le ventre ne font pas exception.

précise

Il est courant également d'entendre des pratiquantes se plaindre de n'obtenir aucun résultat, par exemple pour raffermir le haut des fessiers, alors qu'elles pratiquent des exercices depuis de nombreuses années. Pourquoi ? Tout simplement parce qu'elles ne pratiquent pas la bonne technique ! Chaque partie du ventre ou des fessiers doit être renforcée avec des exercices précis et appropriés à chaque groupe musculaire.

IMPORTANT

Toutes les techniques de ce guide ont été sélectionnées dans le souci de sécuriser votre dos au maximum. Cependant, n'hésitez pas à vous référer au paragraphe « Pour les dos fragiles » si vous avez un dos particulièrement délicat.

➔ ...et suivez le guide

Ce guide se propose en conséquence de bien vous informer sur :

- l'endroit exact du corps qu'exerce chaque technique proposée,
- les erreurs à ne pas faire, en vous donnant le maximum d'indications, notamment dans l'encadré « Veillez à... »,
- les variantes correctes à faire sans erreur, afin d'éviter l'ennui.

C'est entre autres pour cela que chaque programme journalier a été pensé avec attention et testé par une centaine de femmes avant de vous être proposé.

semaine 1

programme du lundi en 10 minutes

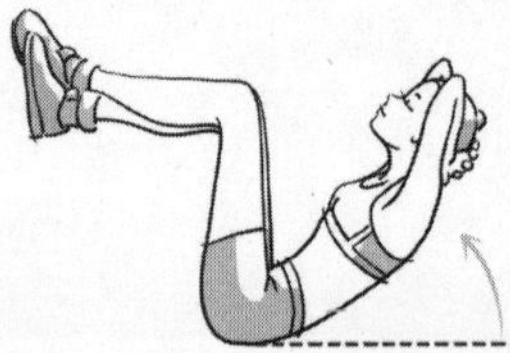

EXERCICE 1

Relevés de buste*

Pour tonifier les abdominaux.

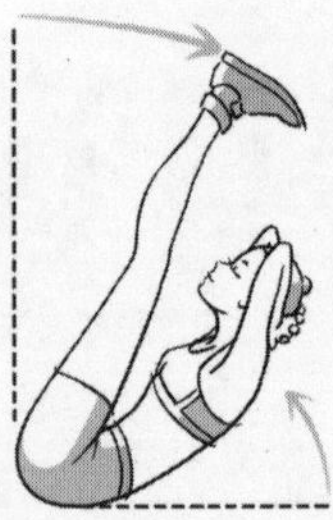

EXERCICE 2

Ramenés des jambes serrées vers le visage**

Pour tonifier les abdominaux.

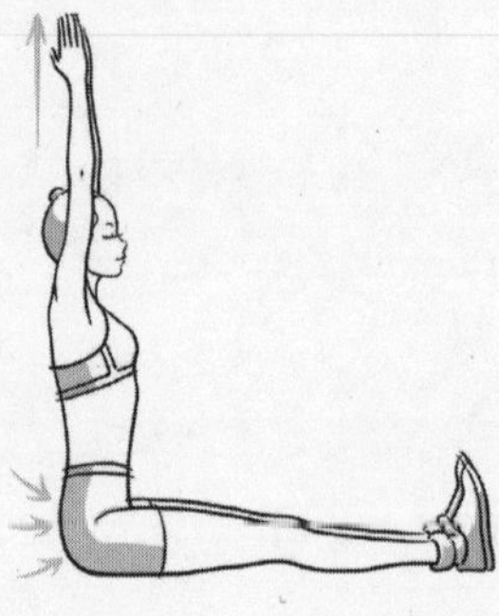

EXERCICE 3

Contractions isométriques des fessiers*

Pour tonifier les fessiers.

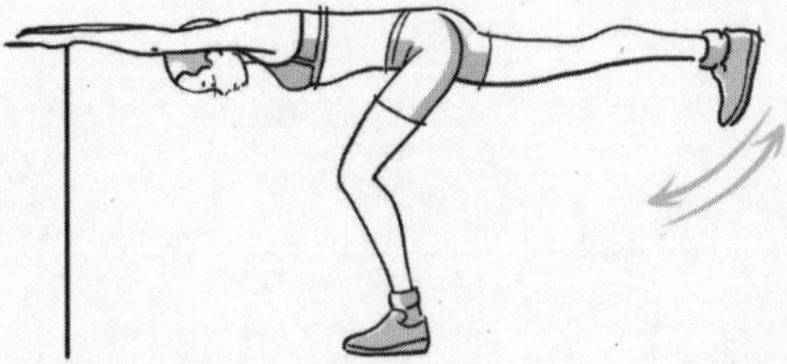

EXERCICE 4

Petits battements
de la jambe arrière*

**Pour tonifier
les fessiers.**

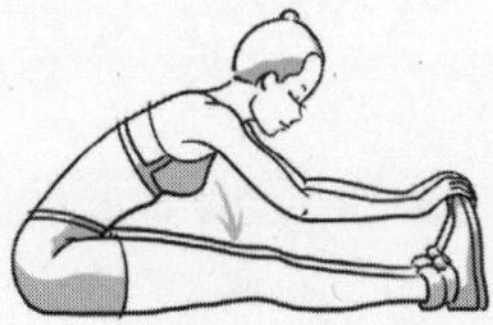

STRETCHING

Flexions avant
du buste sur les
jambes tendues*

**Pour allonger
les muscles, éviter
les courbatures
et se détendre.**

1 relevés de buste

Pour tonifier les abdominaux.

➔ pour bien se placer

→ Allongez-vous sur le dos.

→ Placez les doigts entrelacés sous la nuque.

→ Mettez les jambes croisées et semi-fléchies à la verticale.

→ Réalisez ainsi des relevés de buste sur un rythme lent.*

VEILLEZ À...

Regarder toujours à la verticale pour maintenir la nuque droite.

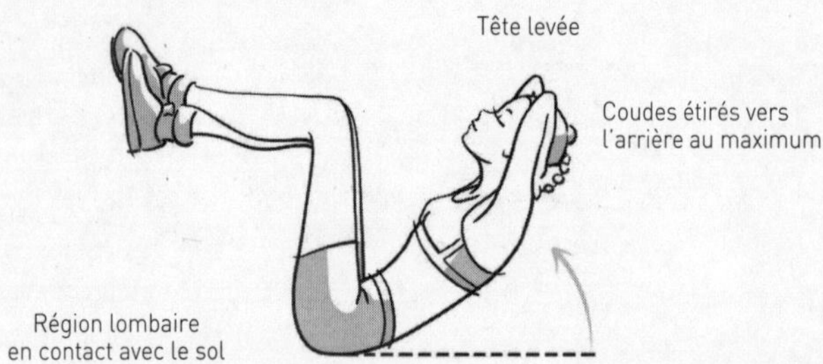

➔ pour bien respirer

Expirez par la bouche quand vous relevez le buste. Inspirez par le nez en le redescendant.

➔ répétitions

→Vous êtes entraînée : faites 2 séries de 25 relevés de buste.

→Vous reprenez l'entraînement : faites 2 séries de 12 relevés de buste.

➔ les bienfaits de l'exercice

Il tonifie le haut du muscle abdominal (le grand droit), c'est-à-dire la région de l'estomac.

➔ deux variantes

→Relevez 30 fois le buste en ayant les pieds en repos sur le sol, jambes fléchies et écartées.*

→Relevez 15 fois le buste en maintenant chaque élévation 5 secondes.**

POUR LES DOS FRAGILES

Reposez la tête sur le sol à chaque fois et placez un petit coussin sous les hanches.

QUESTION/ RÉPONSE

Doit-on chercher à relever le buste au maximum ?

Oui ! Mais à condition de toujours maintenir les vertèbres cervicales dans le prolongement des vertèbres dorsales.

2 ramenés des jambes serrées vers le visage

Pour tonifier les abdominaux.

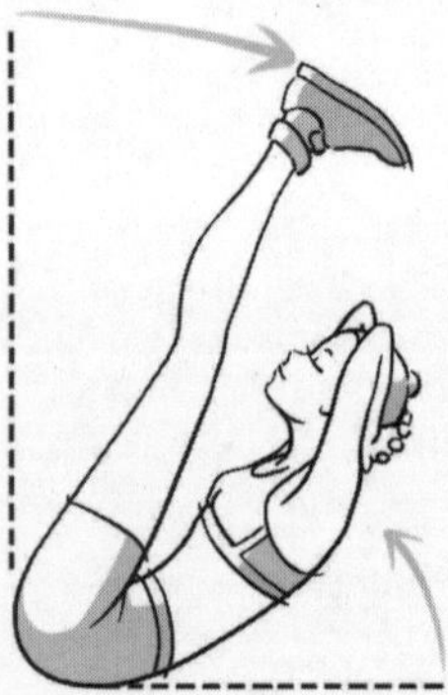
Pieds en flexion
Coudes étirés vers l'arrière au maximum
Tête levée à la verticale

pour bien se placer

→ Allongez-vous sur le dos et placez les doigts entrelacés sous la nuque en relevant le buste.

→ Mettez les jambes à la verticale, tendues et serrées.

→ Réalisez ainsi des ramenés de jambe sur un rythme lent.**

pour bien respirer

Expirez par la bouche en ramenant les jambes vers le visage. Inspirez par le nez en les éloignant.

VEILLEZ À...

Conserver les jambes le plus tendues possible, sinon l'exercice perd en efficacité.

QUESTION/ RÉPONSE

N'est-ce pas un problème que de trop décoller les fessiers du sol ?

Absolument pas !

répétitions

- Vous êtes entraînée : faites 2 séries de 25 ramenés de jambes.
- Vous reprenez l'entraînement : faites 2 séries de 12 ramenés de jambes.

POUR LES DOS FRAGILES
Placez un coussin sous les hanches et gardez la tête sur le sol.

les bienfaits de l'exercice

Il raffermit essentiellement le bas du muscle abdominal grand droit, c'est-à-dire la région du ventre, mais aussi la région stomacale.

deux variantes

- Ramenez 20 fois les jambes tendues et écartées vers le visage.***
- Ramenez 30 fois les jambes serrées vers le visage en alternant 1 position jambes fléchies et 1 position jambes tendues.**

Pensez à bien rentrer le ventre pendant la pratique de cet exercice.

3 contractions isométriques des fessiers

Pour tonifier les fessiers.

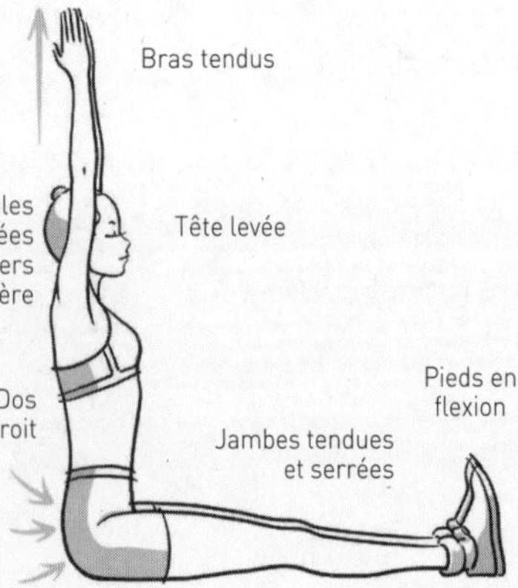

pour bien se placer

→ Asseyez-vous, le bassin bien perpendiculaire au sol.

→ Levez les bras lentement à la verticale.

→ Faites ainsi des contractions de fessiers sur un rythme rapide.*

pour bien respirer

Inspirez par le nez et expirez par la bouche lentement.

VEILLEZ À...

Contracter à fond les muscles fessiers.

QUESTION/ RÉPONSE

Pourquoi doit-on étirer les bras au-dessus de la tête ?

Pour étirer la colonne vertébrale. Cela permet de réaliser la technique dans une meilleure position vertébrale. Il est cependant possible de réaliser cet exercice avec les bras en position normale (si on désire le faire dans les transports en commun, par exemple !).

répétitions

→Vous êtes entraînée : faites d'abord 10 contractions à votre rythme, puis 10 contractions très lentes, suivies de 20 contractions très rapides.

→Vous reprenez l'entraînement : faites d'abord 6 contractions à votre rythme, puis 5 contractions très lentes, suivies de 8 contractions très rapides.

POUR LES DOS FRAGILES

- Étirez les bras très lentement à la verticale.
- Placez un coussin sous les fessiers.

les bienfaits de l'exercice

Il tonifie le milieu et le bas de la région fessière.

deux variantes

→Contractez 20 fois le fessier droit, puis 20 fois le fessier gauche, puis 20 fois les deux.*

→Contractez 30 fois le ventre et les fessiers simultanément, à votre rythme, puis 30 fois très lentement.**

Efforcez-vous de continuer l'exercice malgré l'inconfort qui survient au bout d'un moment.

4 petits battements de la jambe arrière

Pour tonifier les fessiers.

pour bien se placer

→ Debout, fléchissez le buste vers l'avant en prenant appui sur un meuble avec les mains.

→ Tendez une jambe à l'arrière.

→ Pratiquez ainsi des petits battements de la jambe arrière à votre rythme.*

VEILLEZ À...
Conserver la jambe d'appui parfaitement immobile.

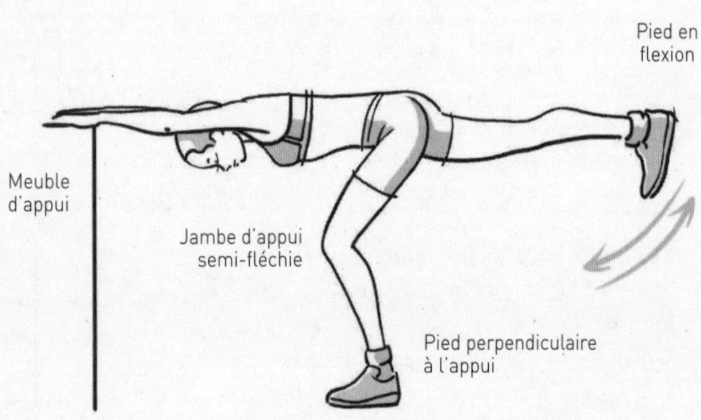

pour bien respirer

Inspirez et expirez par la bouche lentement.

répétitions

→Vous êtes entraînée : faites 30 battements de chaque jambe.

→Vous reprenez l'entraînement : faites 15 battements de chaque jambe.

les bienfaits de l'exercice

Il tonifie le milieu et le bas de la région fessière.

deux variantes

→Pour chaque jambe, alternez 1 grand battement avec 1 petit.**

→Fléchissez 30 fois complètement la jambe d'appui à chaque battement de la jambe d'action, puis inversez la position.*

Efforcez-vous de continuer l'exercice malgré l'inconfort qui survient au bout d'un moment.

POUR LES DOS FRAGILES

- Fléchissez complètement la jambe d'appui.
- Fléchissez un peu la jambe d'action en évitant de trop la monter.

QUESTION/ RÉPONSE

Pourquoi la jambe d'appui est-elle fléchie ?

Afin d'éviter tous risques de courbure lombaire.

5 stretching : flexions avant du buste sur les jambes tendues

Pour allonger les muscles, éviter les courbatures et se détendre.

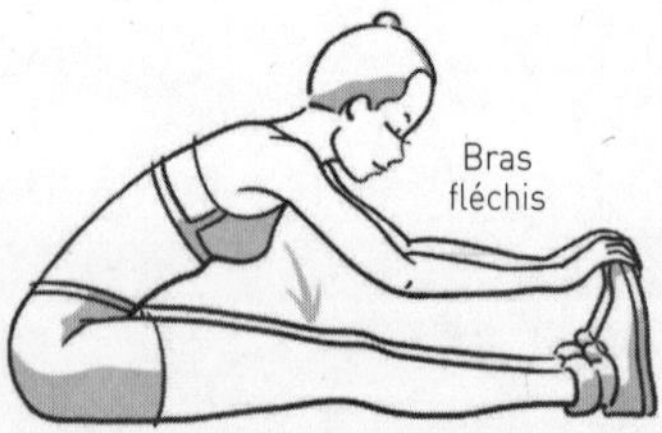

pour bien se placer

→ Asseyez-vous, le bassin bien perpendiculaire au sol. Serrez et tendez les jambes devant vous.

→ Fléchissez progressivement et lentement le buste vers l'avant. Si vous êtes assez souple, attrapez vos orteils avec les mains ; sinon placez-les sur les tibias.*

pour bien respirer

Inspirez par le nez avant de fléchir le buste. Expirez par la bouche en le fléchissant.

VEILLEZ À...

Garder la tête bien levée et le dos le plus plat possible.

QUESTION/ RÉPONSE

Pourquoi doit-on avoir la tête levée ?

Si l'on a la tête levée et que l'on regarde vers le haut, on positionne correctement le dos. Si on regarde ses genoux, on l'arrondit.

répétitions

→Vous avez l'habitude : étirez-vous 3 fois pendant 30 secondes. Décontractez-vous complètement entre chaque extension.

→Vous n'avez pas l'habitude : étirez-vous 4 fois pendant 1 minute. Décontractez-vous complètement entre chaque extension.

POUR LES DOS FRAGILES

• Vérifiez votre position dans une glace pour ne pas arrondir le dos.
• Exercez-vous avec une extrême lenteur.

les bienfaits de l'exercice

Il étire le bas du dos et les jambes.

deux variantes

→Fléchissez le buste avec les jambes un peu écartées.*

→Fléchissez le buste en plaçant le talon gauche sur les orteils du pied droit et inversement.**

N'oubliez pas de vous décontracter pendant une dizaine de secondes entre chaque posture.

programme du mardi en 10 minutes

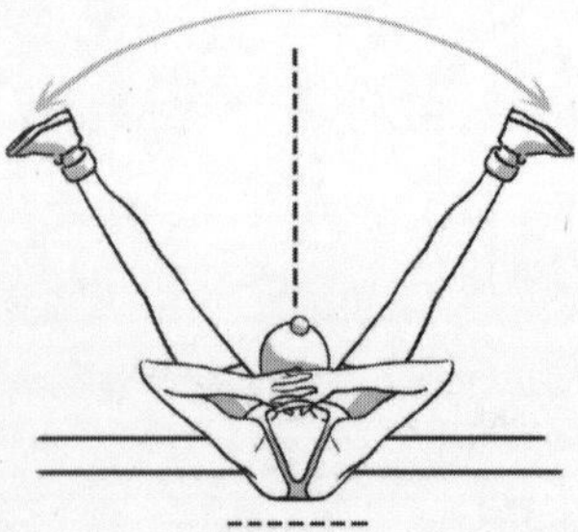

EXERCICE 1

Relevés de buste avec les jambes écartées**

Pour tonifier les abdominaux.

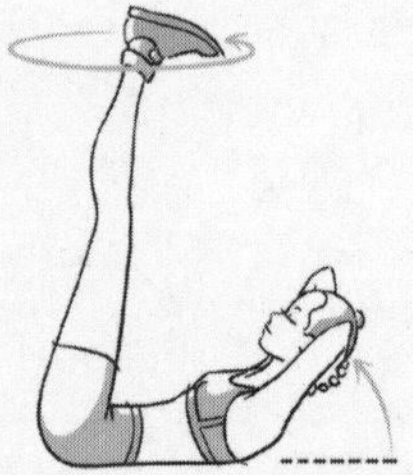

EXERCICE 2

Petits cercles des jambes tendues et serrées**

Pour tonifier les abdominaux.

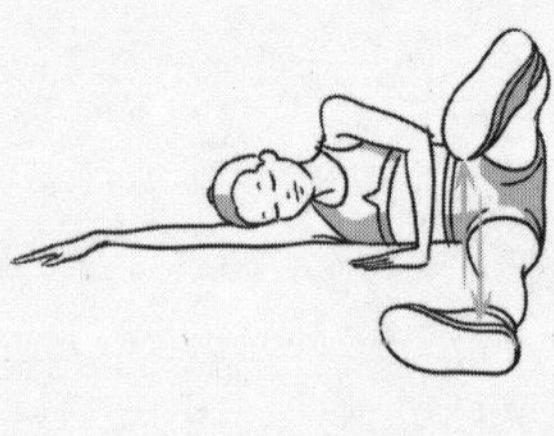

EXERCICE 3

Petits battements de la jambe supérieure*

Pour tonifier les fessiers.

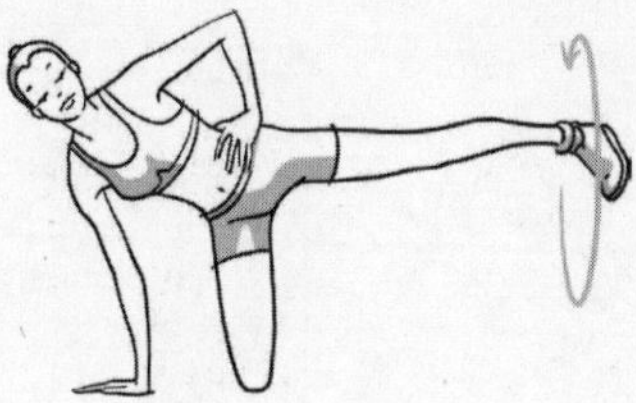

EXERCICE 4

Cercles de la jambe tendue***

Pour tonifier les fessiers.

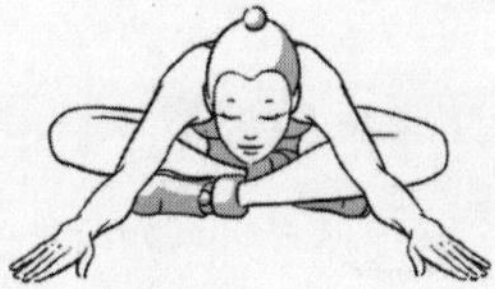

STRETCHING

Flexions avant du buste*

Pour allonger les muscles, éviter les courbatures et se détendre.

1 relevés de buste avec les jambes écartées

Pour tonifier les abdominaux.

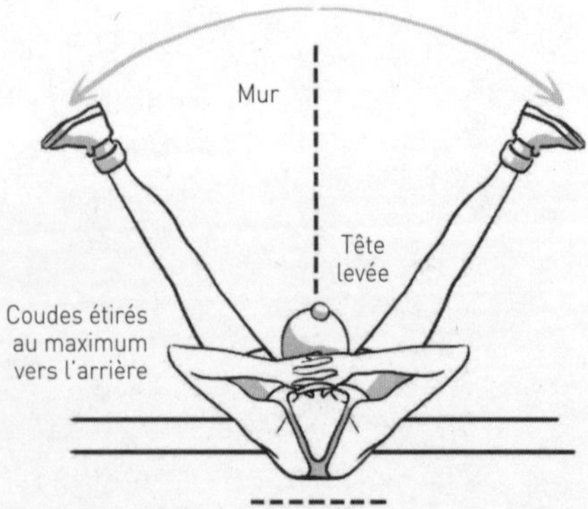

pour bien se placer

→ Allongez-vous sur le dos et collez votre bassin contre un mur.

→ Écartez les jambes tendues contre le mur. Placez les doigts entrelacés derrière la nuque.

→ Pratiquez ainsi des relevés de buste sur un rythme lent.**

pour bien respirer

Inspirez par le nez en redescendant le buste. Expirez par la bouche en le redressant.

VEILLEZ À...

Fixer un point au plafond pour conserver la nuque dans le prolongement du dos. Elle ne doit pas être cassée.

QUESTION/ RÉPONSE

Les jambes doivent-elles être écartées au maximum ?

Oui ! Cela constitue certes une difficulté supplémentaire, mais qui accroît l'efficacité de l'exercice. Cela assouplit également et affine l'intérieur des cuisses (les muscles adducteurs).

➔ répétitions

➔Vous êtes entraînée : faites 2 séries de 20 relevés de buste.

➔Vous reprenez l'entraînement : faites 2 séries de 10 relevés de buste.

➔ les bienfaits de l'exercice

Cet exercice tonifie essentiellement le haut du muscle grand droit (la région de l'estomac). Il enlève également la sensation de lourdeur des jambes. Aussi, n'hésitez pas à rester quelques secondes immobile, les jambes en l'air, après avoir fait l'exercice.

POUR LES DOS FRAGILES

Reposez la tête sur le sol après chaque relevé de buste et placez un petit coussin sous les hanches.

➔ deux variantes

➔Relevez 20 fois le buste en alternant 1 position jambes écartées et 1 position jambes serrées.**

➔Relevez 30 fois le buste à gauche et à droite en alternance.**

Pensez à bien rentrer le ventre pendant la pratique de cet exercice.

2 petits cercles des jambes tendues et serrées

Pour tonifier les abdominaux.

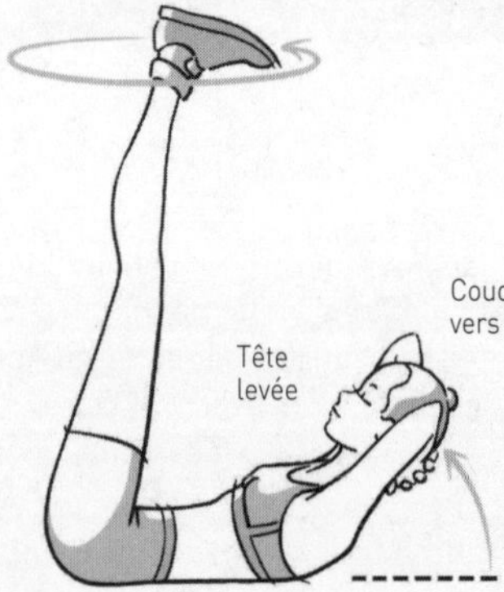

pour bien se placer

→ Allongez-vous sur le dos et placez les jambes tendues et serrées à la verticale. Relevez le buste.

→ Faites des cercles de moyenne amplitude des jambes serrées sur un rythme lent.**

VEILLEZ À...

Tendre les jambes au maximum.

pour bien respirer

Inspirez par le nez en redescendant le buste et expirez par la bouche en le montant, le plus lentement possible.

➔ répétitions

➔ Vous êtes entraînée : faites 2 séries de 15 cercles dans un sens et 15 cercles dans l'autre.

➔ Vous reprenez l'entraînement : faites 2 séries de 10 cercles dans un sens et 10 cercles dans l'autre.

➔ les bienfaits de l'exercice

Cet exercice raffermit le ventre et les cuisses. Il améliore aussi la circulation sanguine des jambes.

➔ deux variantes

➔ Écartez les jambes (conservez l'écart constant) et réalisez ainsi lentement 20 cercles dans un sens et 20 dans l'autre.***

➔ Faites des relevés de buste en même temps que des cercles.***

Pensez à bien rentrer le ventre pendant la pratique de cet exercice.

POUR LES DOS FRAGILES

• Placez un petit coussin sous les hanches.
• Fléchissez légèrement les jambes.

QUESTION/ RÉPONSE

Pourquoi doit-on avoir les pieds en flexion ?

Pour renforcer l'efficacité de la technique. En effet, cette position contracte encore plus les muscles des jambes et constitue donc une difficulté supplémentaire à la réalisation de cette technique pour les abdominaux.

3 petits battements de la jambe supérieure

Pour tonifier les fessiers.

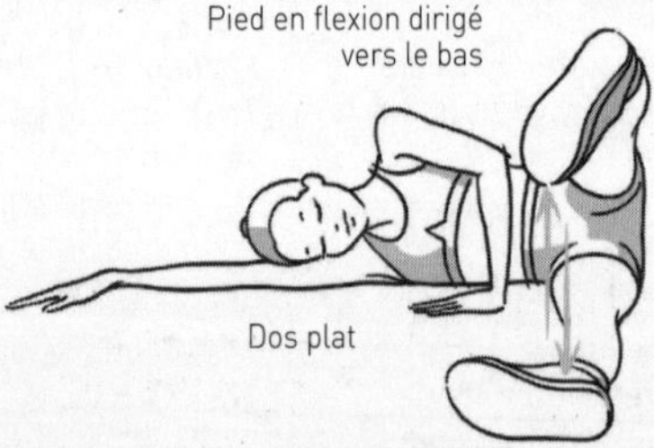

VEILLEZ À...

• Conserver les jambes tendues le plus près possible du corps.
• Travailler sur un rythme constant.

➔ pour bien se placer

→ Placez-vous sur le sol, allongée sur le côté. Ramenez les jambes tendues à angle droit avec le corps, puis élevez la jambe supérieure de 40 cm environ.

→ Faites des petits battements de la jambe supérieure sur un rythme très lent.*

➔ pour bien respirer

Expirez par la bouche quand la jambe d'action s'élève. Inspirez par le nez quand elle s'abaisse. Vous pouvez inspirer et expirer un mouvement sur deux.

QUESTION/ RÉPONSE

Cela enlève-t-il de l'efficacité si on repose de temps à autre une jambe sur l'autre ?

Oui ! Il convient d'éviter de trop descendre la jambe car cela enlève à cet exercice une grande partie de son efficacité et cela casse la progression d'endurance.
Il vaut mieux s'exercer jusqu'à son maximum d'endurance, se reposer et récupérer pendant 30 secondes, puis reprendre sérieusement.

répétitions

→ Vous êtes entraînée : faites 2 séries de 30 battements pour chaque jambe.

→ Vous reprenez l'entraînement : faites 2 séries de 15 battements pour chaque jambe.

les bienfaits de l'exercice

Il tonifie l'ensemble du bas du fessier, ainsi que partiellement l'intérieur et l'extérieur des cuisses.

POUR LES DOS FRAGILES

Prenez appui contre un mur pour garder le dos le plus droit possible.

deux variantes

→ Maintenez la jambe en élévation pendant 3 secondes.***

→ Alternez 1 battement pied fléchi vers le bas et 1 battement pied fléchi vers le haut.*

Efforcez-vous de continuer l'exercice malgré l'inconfort qui survient au bout d'un moment.

4 cercles de la jambe tendue

Pour tonifier les fessiers.

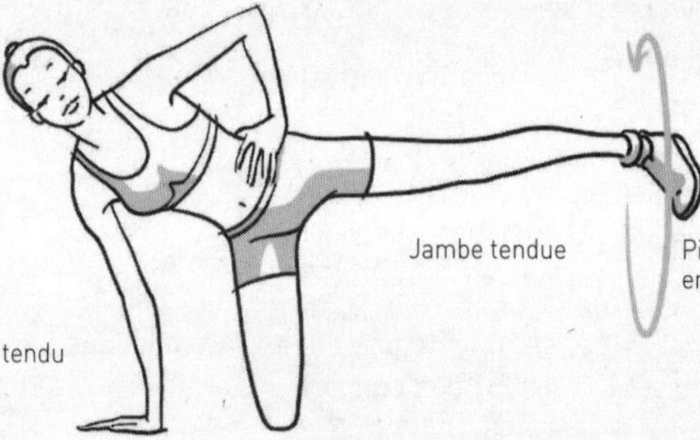

➔ pour bien se placer

➔ Mettez-vous à genoux.

➔ Basculez sur un côté, en prenant appui sur la main.

➔ Élevez la jambe opposée à cette main.

➔ Faites ainsi des cercles de moyenne amplitude de cette jambe, sur un rythme lent.***

VEILLEZ À...
Avoir la main au sol et le genou d'appui sur la même ligne.

➔ pour bien respirer

Expirez par la bouche et inspirez par le nez lentement.

➔ répétitions

→ Vous êtes entraînée : faites 20 cercles dans un sens et 20 cercles dans l'autre pour chaque jambe.

→ Vous reprenez l'entraînement : faites 10 cercles dans un sens et 10 cercles dans l'autre pour chaque jambe.

➔ les bienfaits de l'exercice

Il raffermit essentiellement le haut et le milieu de la région fessière, ainsi que l'intérieur de la cuisse.

➔ deux variantes

→ Alternez 30 fois 1 cercle sur le côté et 1 cercle de la jambe tendue devant soi.***

→ Faites 4 fois en alternance 10 cercles de la jambe droite sur le côté, puis 10 de la jambe gauche. Si vous vous sentez courageuse : recommencez en faisant les cercles en sens inverse.**

Efforcez-vous de continuer l'exercice malgré l'inconfort qui survient au bout d'un moment.

POUR LES DOS FRAGILES

Faites l'exercice en réalisant en permanence une rétroversion du bassin (poussée du pubis vers l'avant).

QUESTION/ RÉPONSE

Peut-on placer les deux mains sur le sol si l'on manque d'équilibre ?

Non ! Il est déconseillé de se placer ainsi car cela occasionne souvent une cambrure lombaire et une légère torsion du dos non souhaitée.

5 stretching : flexions avant du buste

Pour allonger les muscles, éviter les courbatures et se détendre.

Tête levée

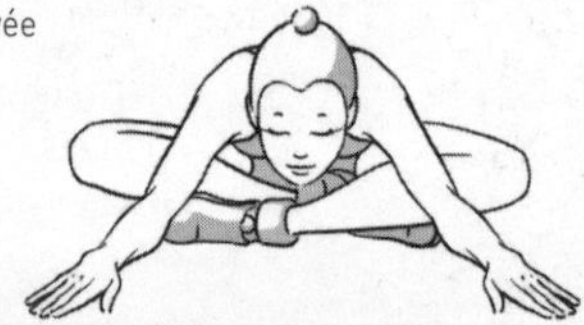

VEILLEZ À...

Conserver le dos bien plat et les talons le plus près possible du corps.

QUESTION/ RÉPONSE

Placer un coussin sous les fessiers constitue-t-il une aide, si l'on est très raide ?

Oui ! Un tapis, une serviette ou un coussin de 4 cm de hauteur plié facilite la réalisation de cette posture de stretching si l'on présente une raideur marquée de la région lombaire.

pour bien se placer

→ Asseyez-vous en tailleur.

→ Fléchissez le buste vers l'avant en plaçant les mains le plus loin possible devant vous.*

pour bien respirer

Inspirez par le nez et expirez lentement par la bouche lorsque l'effort d'étirement est plus soutenu.

répétitions

→ Vous avez l'habitude : étirez-vous 2 fois pendant 20 secondes.

→ Vous n'avez pas l'habitude : étirez-vous 4 fois pendant 20 secondes.

➔ les bienfaits de l'exercice

Il assouplit essentiellement la région lombaire et les muscles de l'intérieur des cuisses.

➔ deux variantes

→ Étirez pendant 12 secondes un bras. Détendez-vous pendant 6 ou 7 secondes, puis étirez l'autre bras pendant 12 secondes.*

→ Étirez les bras très tendus devant vous et écartés au maximum.*

N'oubliez pas de vous décontracter pendant une dizaine de secondes entre chaque posture.

POUR LES DOS FRAGILES

Placez les mains sur le haut d'un meuble (table, canapé, commode) pour étirer le buste vers le haut.

programme du mercredi en 10 minutes

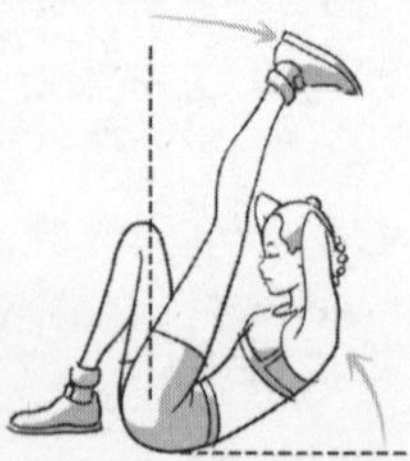

EXERCICE 1

Ramenés buste-jambe**

Pour tonifier les abdominaux.

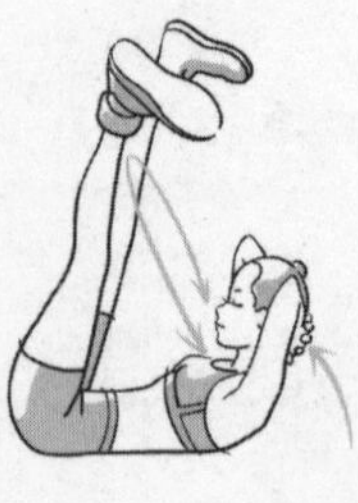

EXERCICE 2

Ramenés des jambes tendues et écartées vers les épaules**

Pour tonifier les abdominaux.

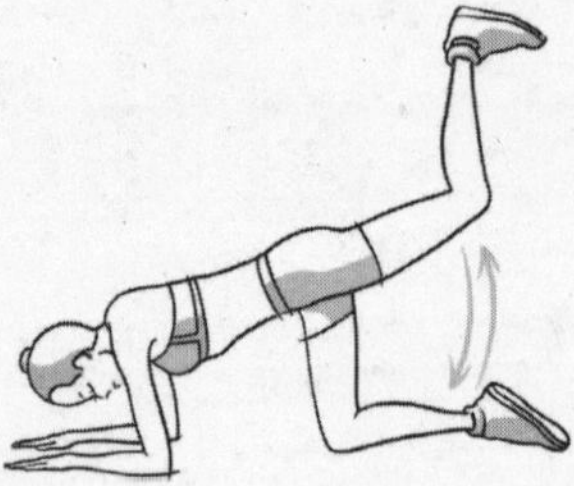

EXERCICE 3

Petites élévations de la jambe fléchie*

Pour tonifier les fessiers.

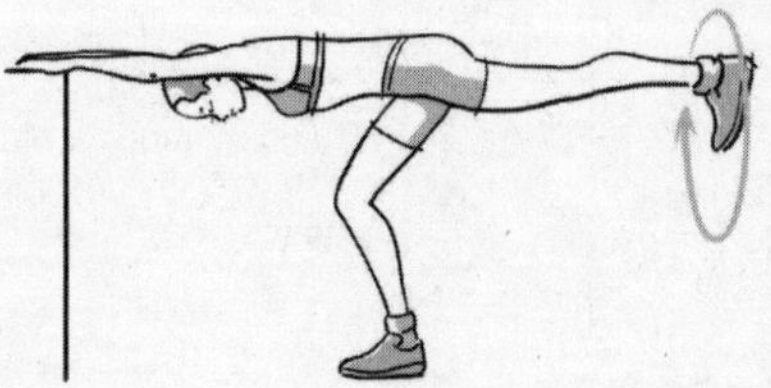

EXERCICE 4

Cercles de la jambe tendue**

Pour tonifier les fessiers.

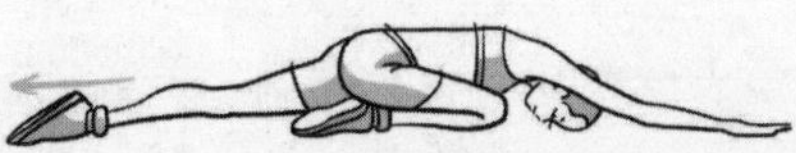

STRETCHING

Étirement d'une jambe et du bras opposé*

Pour allonger les muscles, éviter les courbatures et se détendre.

1 ramenés buste-jambe

Pour tonifier les abdominaux.

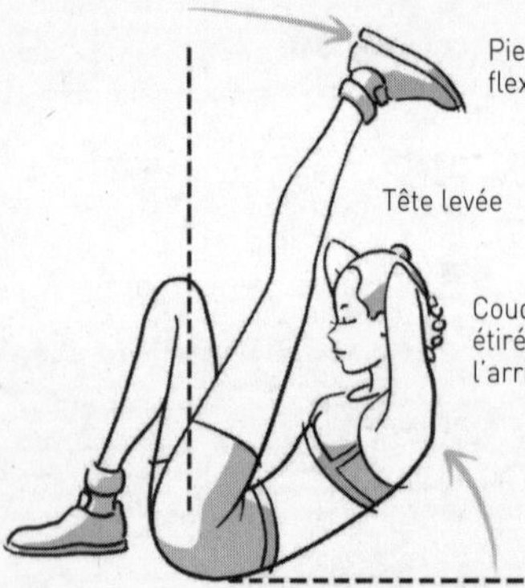

➔ pour bien se placer

- → Allongez-vous sur le dos, jambes repliées.
- → Élevez une jambe tendue à la verticale et placez les mains derrière la nuque.
- → Ramenez simultanément le buste et la jambe tendue l'un vers l'autre, sur un rythme dynamique.**

➔ pour bien respirer

Inspirez par le nez en éloignant le buste et la jambe. Expirez par la bouche en les rapprochant.

VEILLEZ À...

Garder la jambe d'action tendue et le talon du pied au sol le plus près possible du fessier.

QUESTION/ RÉPONSE

Peut-on reposer la tête sur le sol après chaque relevé de buste ?

Oui ! Mais, dans ce cas, il convient de travailler avec lenteur et contrôle pour ne pas redescendre la nuque en cambrant le dos.

➔ répétitions

→ Vous êtes entraînée : faites 20 ramenés buste-jambe pour chaque jambe.

→ Vous reprenez l'entraînement : faites 10 ramenés buste-jambe pour chaque jambe.

➔ les bienfaits de l'exercice

Il tonifie l'ensemble des abdominaux de face (la région du ventre et de l'estomac). Il assouplit également la partie postérieure de la jambe tendue.

POUR LES DOS FRAGILES

- Travaillez sur un rythme lent.
- Reposez la tête sur un coussin après chaque relevé de buste.

➔ deux variantes

→ Faites 20 ramenés buste-jambe en dirigeant la jambe tendue tantôt vers l'épaule gauche, tantôt vers l'épaule droite (pensez aussi à relever le buste à chaque fois), puis inversez la position en changeant de jambe.**

→ Tenez la posture 3 secondes quand la jambe active et le buste sont rapprochés. À répéter 15 fois pour chaque jambe.**

Pensez à bien rentrer le ventre pendant la pratique de cet exercice.

❷ ramenés des jambes tendues et écartées vers les épaules

Pour tonifier les abdominaux.

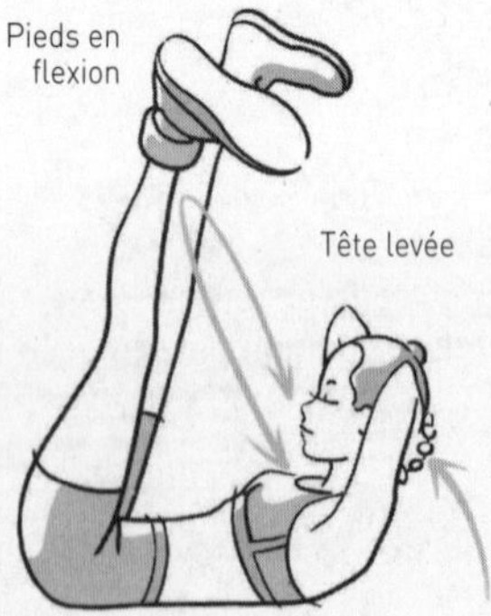

pour bien se placer

→ Allongez-vous sur le dos, placez ensuite les jambes à la verticale, puis écartez-les au maximum.

→ Soulevez le buste, doigts noués derrière la nuque, et gardez-le immobile.

→ Ramenez lentement les jambes écartées d'abord vers l'épaule gauche, puis vers l'épaule droite.**

VEILLEZ À...

- Conserver les jambes en extension maximale.
- Bien reposer le bassin sur le sol à chaque changement de direction de vos jambes.

pour bien respirer

Inspirez par le nez en éloignant les jambes et expirez par la bouche en les rapprochant des épaules.

répétitions

→Vous êtes entraînée : faites 2 séries de 20 ramenés alternés.

→Vous reprenez l'entraînement : faites 2 séries de 12 ramenés alternés.

les bienfaits de l'exercice

Il exerce principalement la région inférieure des abdominaux, c'est-à-dire le ventre, et les abdominaux latéraux, c'est-à-dire les muscles obliques.

deux variantes

→Alternez 30 fois 2 ramenés des jambes serrées (1 ramené vers chaque épaule) avec 2 ramenés des jambes écartées.**

→Faites 30 ramenés alternés (épaule gauche puis épaule droite) en serrant les jambes quand vous les repositionnez à la verticale.**

Pensez à bien rentrer le ventre pendant la pratique de cet exercice.

POUR LES DOS FRAGILES

- Placez un petit coussin sous les fessiers.
- Laissez la tête en repos sur un autre coussin.
- Réalisez des mouvements de petite amplitude.

QUESTION/ RÉPONSE

Doit-on essayer de ramener les jambes le plus possible vers le sol (à l'arrière des épaules) en décollant beaucoup le bassin, ou, au contraire, faut-il les diriger vers la droite et vers la gauche en les laissant presque à la verticale et en les étirant vers le haut ?

La deuxième technique est la bonne, la première étant plus efficace pour étirer le bas du dos que pour tonifier les abdominaux.

3 petites élévations de la jambe fléchie

Pour tonifier les fessiers.

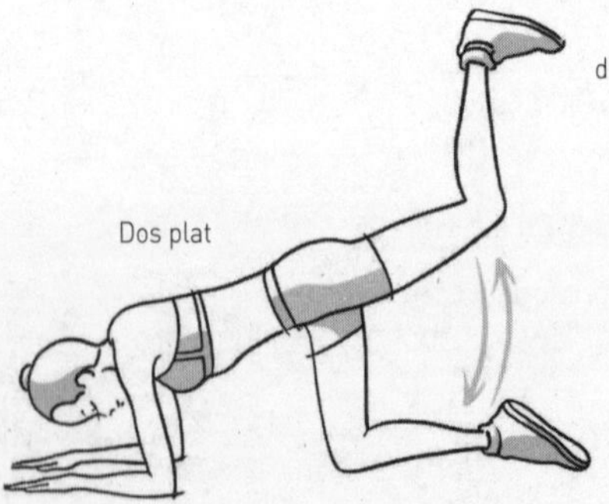

pour bien se placer

→Mettez-vous à quatre pattes en appui sur les avant-bras.

→Élevez une jambe fléchie à l'arrière

→Pratiquez de petites élévations de cette jambe à votre rythme.*

VEILLEZ À...

- Élever la jambe assez haut pour mieux contracter les fessiers.
- Avoir les bras et les cuisses perpendiculaires au sol pour une stabilité maximale.
- Ne pas rentrer le genou sous le ventre.

pour bien respirer

Inspirez par le nez et expirez par la bouche le plus lentement possible.

répétitions

→ Vous êtes entraînée : faites 2 séries de 30 élévations pour chaque jambe.

→ Vous reprenez l'entraînement : faites 2 séries de 15 élévations pour chaque jambe.

les bienfaits de l'exercice

Il raffermit l'ensemble de la fesse, avec une dominante pour le haut du fessier et étire la cuisse.

deux variantes

→ Alternez 30 fois 1 grande élévation et 1 petite élévation pour chaque jambe.*

→ Alternez 40 fois 4 petites élévations rapides avec 4 grandes élévations lentes de chaque jambe.**

Efforcez-vous de continuer l'exercice malgré l'inconfort qui survient au bout d'un moment.

POUR LES DOS FRAGILES

• Travaillez sur un rythme assez lent.
• Ne montez pas la jambe trop haut.

QUESTION/ RÉPONSE

Doit-on contracter les fessiers en permanence ?

Oui, à chaque élévation de la jambe, pour optimiser la technique.

4 cercles de la jambe tendue

Pour tonifier les fessiers.

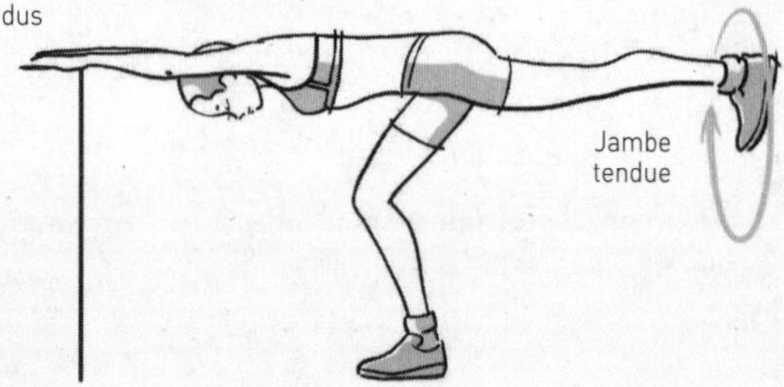

pour bien se placer

→ Debout, face à un meuble d'appui, basculez le buste en avant.

→ Fléchissez une jambe et tendez l'autre en arrière en prenant appui avec les mains sur le meuble devant vous.

→ Réalisez des cercles assez grands et assez hauts de la jambe arrière en contractant les fessiers au maximum.*

VEILLEZ À...

- Avoir le dos le plus droit possible.
- Garder le pied de la jambe d'appui perpendiculaire au meuble d'appui.

---

pour bien respirer

Inspirez par le nez et expirez par la bouche le plus lentement possible.

➔ répétitions

→Vous êtes entraînée : faites 2 séries de 15 cercles dans un sens et 15 cercles dans l'autre pour chaque jambe.

→Vous reprenez l'entraînement : faites 2 séries de 8 cercles dans un sens et 8 cercles dans l'autre pour chaque jambe.

➔ les bienfaits de l'exercice

Il étire l'ensemble du corps, essentiellement le dos.

➔ deux variantes

→Pour chaque jambe, alternez 30 fois 1 grand cercle et 1 petit dans un sens, puis changez de sens.**

→Alternez 40 fois 1 cercle dans un sens et 1 cercle dans l'autre pour chaque jambe.**

N'oubliez pas de vous décontracter pendant une dizaine de secondes entre chaque posture.

POUR LES DOS FRAGILES

• Fléchissez davantage la jambe d'appui.
• Ne montez pas la jambe active au maximum à l'arrière.

QUESTION/ RÉPONSE

Doit-on bien élever la jambe active ?

Oui ! Plus la jambe est baissée, moins l'exercice est efficace.

5 stretching : étirement d'une jambe et du bras opposé

Pour allonger les muscles, éviter les courbatures et se détendre.

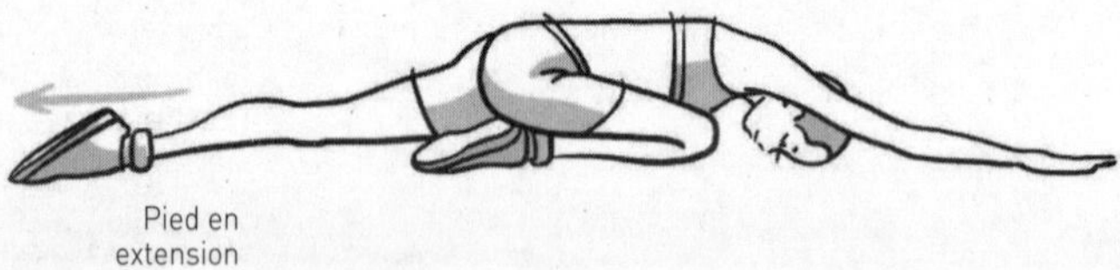

pour bien se placer

→ Allongez-vous sur le ventre, puis repliez la jambe gauche et le bras droit.

→ Étirez le bras gauche et la jambe droite au maximum pendant 20 secondes. Inversez la posture en étirant le bras droit et la jambe gauche.*

VEILLEZ À...

- Ne pas désaxer les membres étirés.
- Étirer le corps progressivement.

pour bien respirer

Inspirez par le nez et expirez par la bouche le plus lentement possible.

répétitions

- Vous avez l'habitude : faites 2 étirements alternés.
- Vous n'avez pas l'habitude : faites 4 étirements alternés.

les bienfaits de l'exercice

Il étire l'ensemble du corps, essentiellement le dos.

deux variantes

- Étirez 3 fois les bras et les jambes simultanément en fléchissant les pieds (roulez une serviette sous les hanches).*
- Étirez 3 fois, et simultanément, les bras et les jambes écartées au maximum (roulez une serviette sous les hanches).*

N'oubliez pas de vous décontracter pendant une dizaine de secondes entre chaque posture.

POUR LES DOS FRAGILES

L'épaisseur de la serviette ou du tapis roulé sous le corps doit correspondre parfaitement à la configuration de votre cambrure lombaire.

QUESTION/ RÉPONSE

Pourquoi doit-on placer une serviette roulée sous la taille ?

Si on ne le fait pas, on pratique un étirement en cambrure lombaire, ce qui n'est pas conseillé.

programme du jeudi en 10 minutes

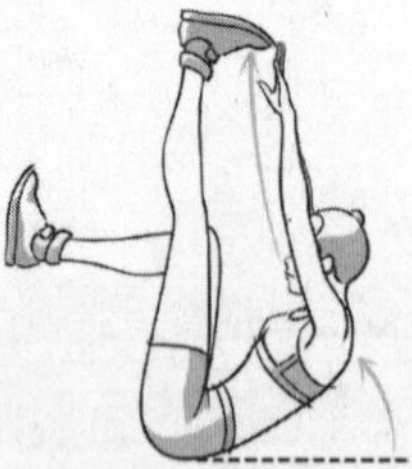

EXERCICE 1

Touchés alternés des pieds***

Pour tonifier les abdominaux.

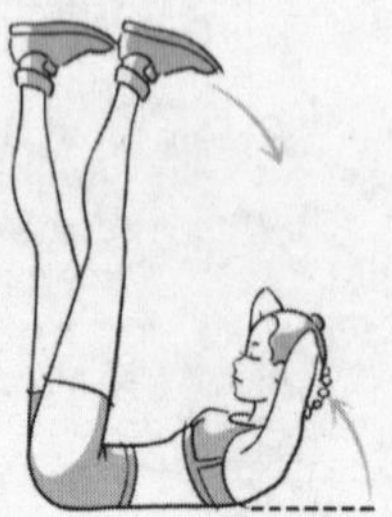

EXERCICE 2

Ramenés des jambes vers le buste**

Pour tonifier les abdominaux.

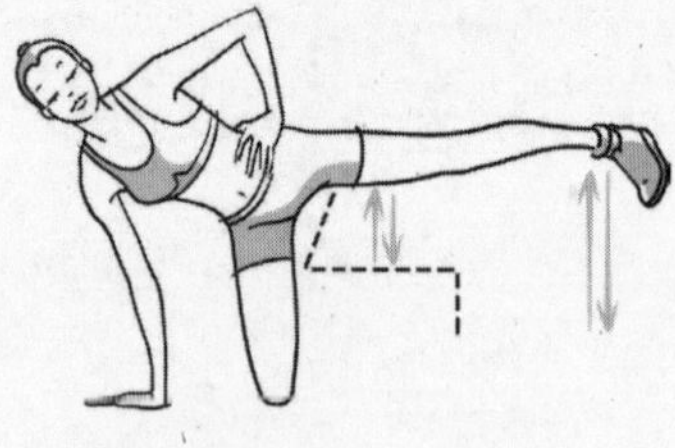

EXERCICE 3

Élévations latérales de la jambe tendue puis fléchie**

Pour tonifier les fessiers.

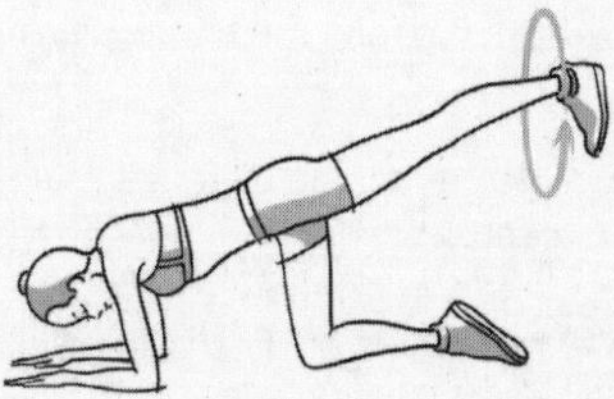

EXERCICE 4

Petits cercles de la jambe arrière**

Pour tonifier les fessiers.

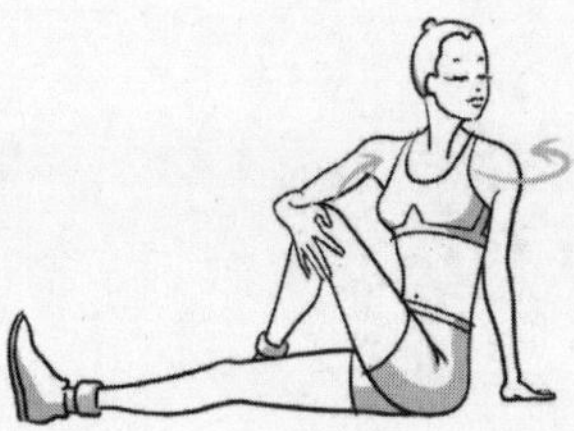

STRETCHING

Croisés d'une jambe au-dessus de l'autre*

Pour allonger les muscles, éviter les courbatures et se détendre.

❶ touchés alternés des pieds

Pour tonifier les abdominaux.

➔ pour bien se placer

→Allongez-vous sur le dos. Levez une jambe tendue à la verticale et repliez l'autre jambe.

→Touchez d'abord le pied de la jambe tendue avec les mains, puis celui de la jambe fléchie, sans reposer le buste au sol entre chaque mouvement. Travaillez sur un rythme dynamique. Si vous ne parvenez pas à toucher la pointe du pied, arrêtez-vous au mollet.***

VEILLEZ À...

- Conserver les jambes parfaitement immobiles.
- Garder la tête levée en permanence.

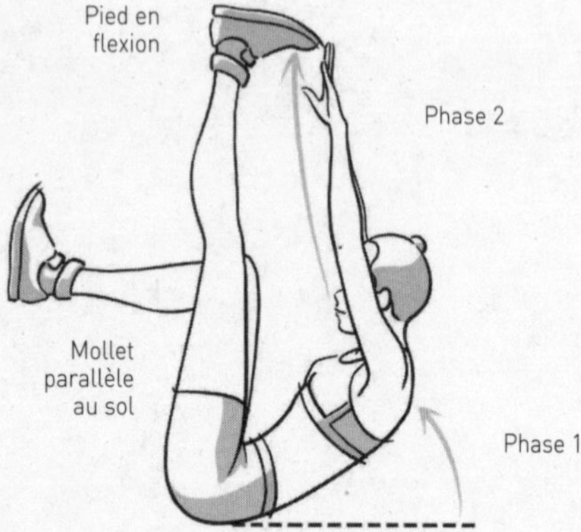

➔ pour bien respirer

Inspirez par le nez lors du changement de touchés du pied. Expirez par la bouche en touchant chaque pied.

➔ répétitions

→Vous êtes entraînée : faites 2 séries de 20 touchés alternés des pieds.

→Vous reprenez l'entraînement : faites 2 séries de 12 touchés alternés des pieds.

➔ les bienfaits de l'exercice

Il raffermit l'ensemble du muscle abdominal de face et exerce les fibres musculaires de façon dynamique en augmentant leurs facultés réflexes.

➔ deux variantes

→Touchez 2 fois chaque pied avec les mains. Faites ainsi 30 répétitions alternées.***

→Inversez à chaque fois la position des jambes. Faites ainsi 30 répétitions alternées.**

Pensez à bien rentrer le ventre pendant la pratique de cet exercice.

POUR LES DOS FRAGILES

• Exercez-vous sans élan, sur un rythme lent et contrôlé, même si vous ne touchez pas chaque pied.
• Placez un coussin peu épais sous les hanches.

QUESTION/ RÉPONSE

Peut-on prendre de l'élan pour réaliser cette technique ?

Si vraiment elle vous semble trop difficile : oui, sinon essayez de travailler d'une façon tonique, mais sans trop d'élan pour plus d'efficacité.

❷ ramenés des jambes vers le buste

Pour tonifier les abdominaux.

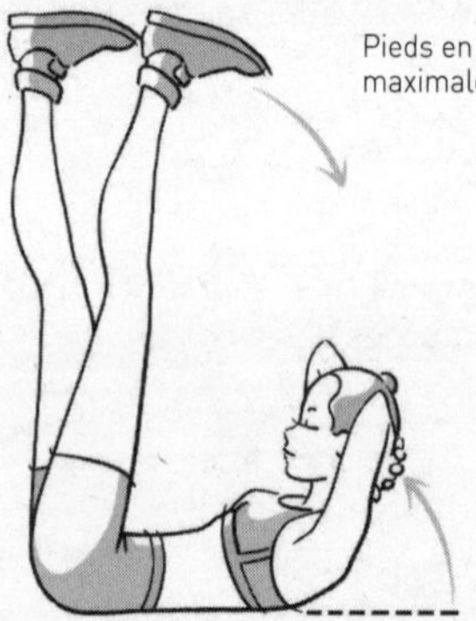

pour bien se placer

→ Allongez-vous sur le dos, doigts noués derrière la nuque, puis relevez le buste et maintenez-le immobile.

→ Élevez les jambes tendues à la verticale et placez les orteils d'un pied derrière le talon de l'autre pied

→ Ramenez les jambes vers le visage sur un rythme lent.**

VEILLEZ À…

- Conserver le buste parfaitement immobile.
- Avoir les jambes en permanence en hyperextension.
- Réaliser des mouvements d'amplitudes identiques.

pour bien respirer

Inspirez par le nez quand vous éloignez les jambes du visage. Expirez par la bouche quand vous les rapprochez.

➔ répétitions

➔ Vous êtes entraînée : faites 30 ramenés des jambes avec le pied gauche devant, puis 30 ramenés avec le pied droit devant.

➔ Vous reprenez l'entraînement : faites 15 ramenés des jambes avec le pied gauche devant, puis 15 ramenés avec le pied droit devant.

➔ les bienfaits de l'exercice

Il raffermit essentiellement le ventre, mais aussi la région de l'estomac.

➔ deux variantes

➔ Alternez 30 fois 1 grand ramené et 1 petit ramené. Recommencez en inversant la position des pieds.**

➔ Faites 30 ramenés en écartant les pieds de 20 cm mais en les gardant dans le même axe. Recommencez en inversant la position des pieds.**

Pensez à bien rentrer le ventre pendant la pratique de cet exercice.

POUR LES DOS FRAGILES

• Placez un coussin sous les hanches.
• Laissez la tête en repos sur un autre coussin.

QUESTION/ RÉPONSE

Fléchir les jambes enlève-t-il beaucoup d'efficacité ?

Oui ! Car plus les jambes sont fléchies, moins l'exercice est performant.

3 élévations latérales de la jambe tendue puis fléchie

Pour tonifier les fessiers.

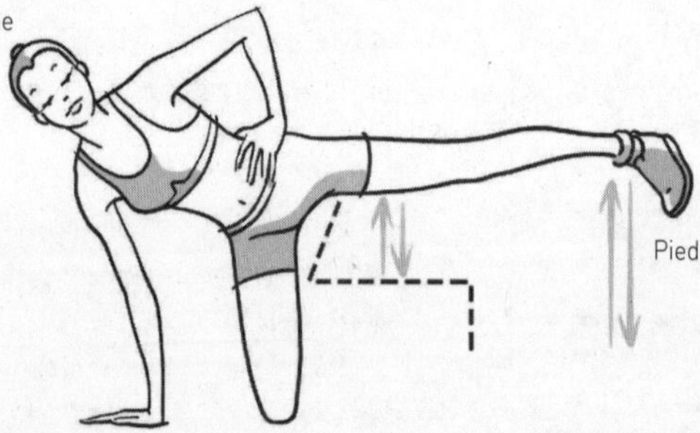

pour bien se placer

→ Placez-vous à genoux, puis inclinez le corps sur un des côtés.

→ Tendez la jambe opposée à la main d'appui.

→ Réalisez à votre rythme 1 élévation avec la jambe d'action fléchie et 1 élévation avec la jambe tendue.**

VEILLEZ À…

- Avoir la cuisse d'appui perpendiculaire au sol.
- Garder la main d'appui, le genou sur le sol et la jambe active sur la même ligne.

pour bien respirer

Inspirez par le nez et expirez par la bouche lentement.

➔ répétitions

→ Vous êtes entraînée : faites 2 séries de 30 élévations tendues puis fléchies pour chaque jambe.

→ Vous reprenez l'entraînement : faites 2 séries de 15 élévations tendues puis fléchies pour chaque jambe.

➔ les bienfaits de l'exercice

Il raffermit l'ensemble des fessiers.

➔ deux variantes

→ Faites 10 battements de la jambe tendue puis fléchie sur un rythme très lent, puis 10 battements sur un rythme très rapide, et à nouveau 10 battements sur un rythme très lent. Enchaînez la même série avec l'autre jambe.**

→ Faites à votre rythme 30 battements alternés de la jambe tendue puis fléchie en la plaçant devant vous et non pas sur le côté.**

Efforcez-vous de continuer l'exercice malgré l'inconfort qui survient au bout d'un moment.

POUR LES DOS FRAGILES

• Travaillez en permanence avec une rétroversion du bassin (pubis poussé vers l'avant).
• Exercez la jambe active plutôt vers l'avant que vers l'arrière.

QUESTION/ RÉPONSE

Si l'on ressent une fatigue en cours de réalisation de l'exercice, peut-on le continuer en reposant le pied sur le sol à chaque fois ?

Cela est bien sûr possible, mais cela n'exerce plus de façon aussi efficace les muscles des fessiers. Mieux vaut s'arrêter complètement le temps nécessaire et reprendre correctement l'exercice.

4 petits cercles de la jambe arrière

Pour tonifier les fessiers.

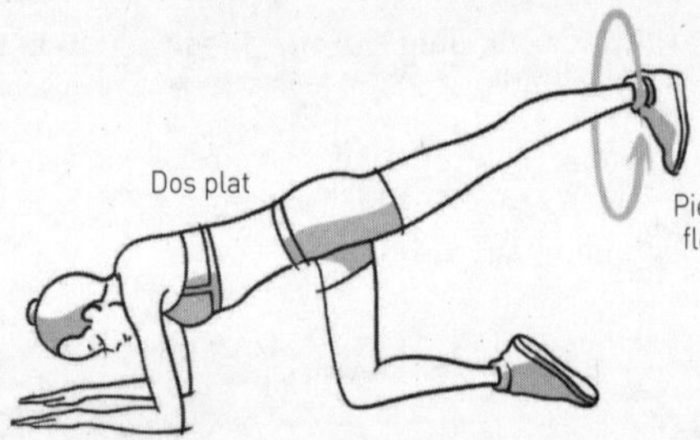
Dos plat
Pied en flexion
Tête baissée
Paumes sur le sol

pour bien se placer

→ Placez-vous à quatre pattes en appui sur les avant-bras, puis élevez une jambe tendue à l'arrière.

→ Faites de petits cercles avec cette jambe sur un rythme lent.**

VEILLEZ À…

- Avoir la jambe active dans l'axe de la fesse correspondante.
- Faire des cercles d'amplitude identique.
- Vous exercer en contractant les fessiers en permanence si possible.

pour bien respirer

Inspirez par le nez et expirez par la bouche le plus lentement possible.

➔ répétitions

- Vous êtes entraînée : faites 1 série de 15 cercles dans un sens et 15 cercles dans l'autre pour chaque jambe.
- Vous reprenez l'entraînement : faites 1 série de 10 cercles dans un sens et 10 cercles dans l'autre pour chaque jambe.

➔ les bienfaits de l'exercice

Il tonifie l'ensemble de la région fessière.

➔ deux variantes

- Pour chaque jambe, faites 20 cercles en alternant 2 grands cercles lents et 2 grands cercles rapides dans chaque sens.**
- Pour chaque jambe, faites 30 cercles en alternant, dans chaque sens, 2 cercles lents de la jambe tendue en arrière avec 2 cercles lents de la jambe tendue sur le côté.***

Efforcez-vous de continuer l'exercice malgré l'inconfort qui survient au bout d'un moment.

POUR LES DOS FRAGILES

Travaillez avec la jambe à 40 cm du sol.

QUESTION/ RÉPONSE

Doit-on placer la jambe active le plus haut possible ?

C'est indispensable pour que la technique soit efficace.

5 stretching : croisés d'une jambe au-dessus de l'autre

Pour allonger les muscles, éviter les courbatures et se détendre.

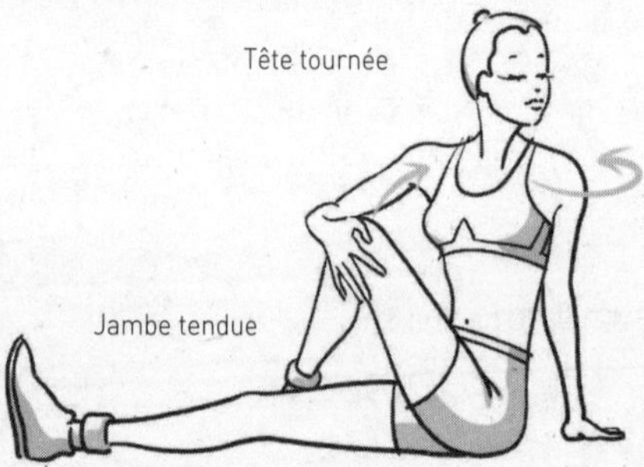

pour bien se placer

→Asseyez-vous jambes tendues devant vous et croisez la jambe gauche sur la jambe droite.

→Avec les mains, ramenez le genou gauche fléchi le plus près possible du buste avec la main droite, tout en tournant le buste à gauche pendant 20 secondes. Inversez la posture.*

pour bien respirer

Inspirez par le nez et expirez par la bouche le plus lentement possible.

VEILLEZ À...

• Ne pas arrondir le dos, ni à le pencher vers l'arrière.
• Ne pas décoller le pied de la jambe fléchie au sol.

QUESTION/ RÉPONSE

Doit-on absolument tourner la tête ?

Oui ! Cela permet d'entraîner le buste dans une rotation plus importante.

répétitions

→ Vous avez l'habitude : faites 1 étirement de chaque côté.

→ Vous n'avez pas l'habitude : faites 2 étirements de chaque côté.

les bienfaits de l'exercice

Il assouplit la taille et l'extérieur des hanches.

POUR LES DOS FRAGILES

Travaillez avec concentration et ne forcez pas sur la rotation.

---

deux variantes

→ Réalisez la rotation du buste en étirant à la verticale le bras qui est en appui sur le sol.*

→ Réalisez la rotation du buste en inversant la position des bras.*

N'oubliez pas de vous décontracter pendant une dizaine de secondes entre chaque posture.

programme du vendredi en 10 minutes

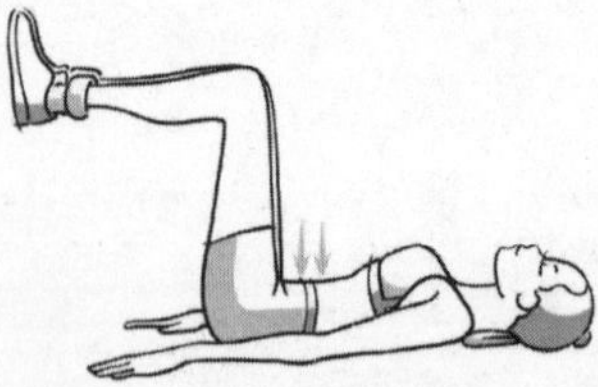

EXERCICE 1

Contractions isométriques du ventre*

Pour tonifier les abdominaux.

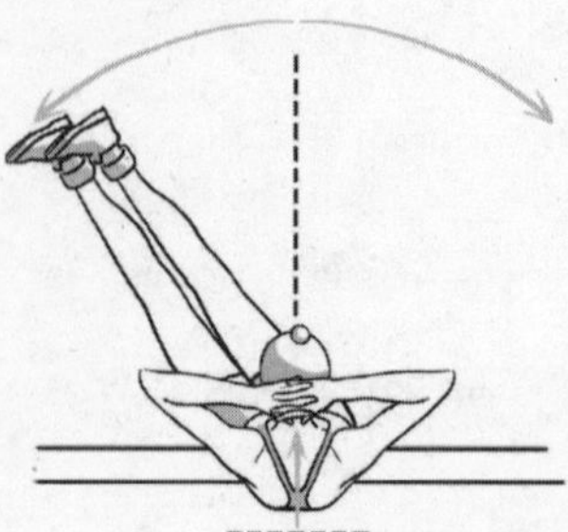

EXERCICE 2

Balancés des jambes à droite et à gauche***

Pour tonifier les abdominaux.

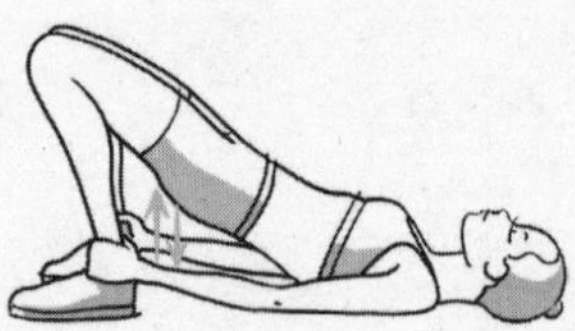

EXERCICE 3

Élévations du bassin en contractant les fessiers*

Pour tonifier les fessiers.

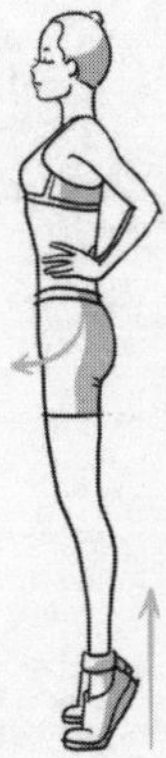

EXERCICE 4

Extensions sur les orteils en contractant les fessiers*

Pour tonifier les fessiers.

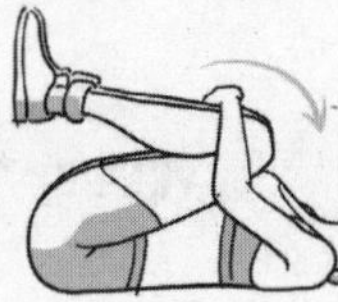

STRETCHING

Ramenés des genoux vers la poitrine*

Pour allonger les muscles, éviter les courbatures et se détendre.

1 contractions isométriques du ventre

Pour tonifier les abdominaux.

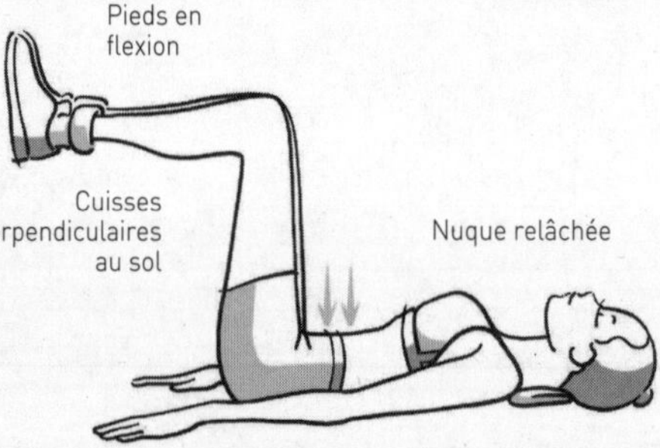

pour bien se placer

→Allongez-vous sur le dos, puis élevez les jambes à la verticale en plaçant les mollets parallèles au sol.

→Contractez ainsi les régions du ventre et de l'estomac pendant 6 secondes. Relâchez pendant 4 secondes.*

pour bien respirer

Inspirez par le nez pendant la phase de repos. Expirez par la bouche pendant la phase de contraction.

VEILLEZ À...

- Rester très concentrée afin de contracter le maximum de fibres musculaires.
- Ne pas contracter les muscles du cou pendant la réalisation de la technique.

➔ répétitions

→ Vous êtes entraînée : faites 8 longues contractions.

→ Vous reprenez l'entraînement : faites 5 longues contractions.

➔ les bienfaits de l'exercice

Il tonifie l'ensemble des muscles abdominaux de face.

➔ deux variantes

→ Alternez 8 fois 1 contraction lente de 6 secondes et 2 contractions rapides de 1 seconde.*

→ Contractez 8 fois pendant 8 secondes l'ensemble des abdominaux. Travaillez progressivement en commençant par le ventre, puis en ajoutant la zone du nombril, et enfin la région de l'estomac. Récupérez entre chaque série.**

Pensez à bien rentrer le ventre pendant la pratique de cet exercice.

POUR LES DOS FRAGILES

Repliez les genoux vers la poitrine ou placez les mollets sur une chaise.

QUESTION/ RÉPONSE

Peut-on réaliser cette technique dans une autre position qu'allongée ?

Oui ! Mais la position allongée est idéale pour optimaliser la technique.

2 balancés des jambes à droite et à gauche

Pour tonifier les abdominaux.

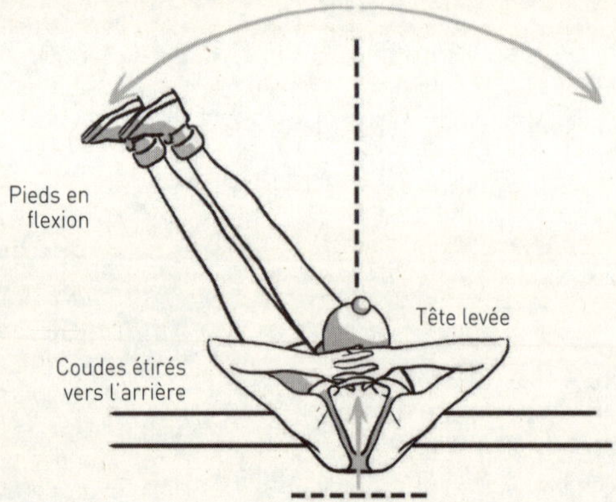

pour bien se placer

→ Allongez-vous sur le dos, puis élevez les jambes tendues et serrées à la verticale.

→ Nouez les doigts derrière la nuque en relevant le buste et en le maintenant immobile.

→ Balancez les jambes serrées de droite à gauche à un rythme constant.***

VEILLEZ À...

- Garder les jambes perpendiculaires au sol à chaque fois que vous les remontez.
- Ne pas prendre trop d'élan.
- Ne pas fléchir les jambes.

➔ pour bien respirer

Inspirez par le nez lorsque vous abaissez vos jambes. Expirez par la bouche quand vous les remontez à la verticale.

➔ répétitions

→ Vous êtes entraînée : faites 2 séries de 20 balancés alternés.

→ Vous reprenez l'entraînement : faites 2 séries de 12 balancés alternés.

➔ les bienfaits de l'exercice

Il tonifie la taille. Il exerce également les muscles obliques et un peu les muscles abdominaux de face.

➔ deux variantes

→ Faites 30 balancés alternés avec les jambes tendues et écartées.**

→ Faites 30 balancés alternés avec les chevilles croisées.*

Pensez à bien rentrer le ventre pendant la pratique de cet exercice.

POUR LES DOS FRAGILES

- Placez un petit coussin sous les hanches.
- Laissez la tête sur le sol.
- Placez les bras en croix, paumes à plat sur le sol.

QUESTION/ RÉPONSE

Doit-on chercher à toucher le sol avec les jambes ?

Non ! Tout au plus l'effleurer ! Sachez que plus on descend les jambes vers le sol, plus c'est difficile de les remonter sans les fléchir !

3 élévations du bassin en contractant les fessiers

Pour tonifier les fessiers.

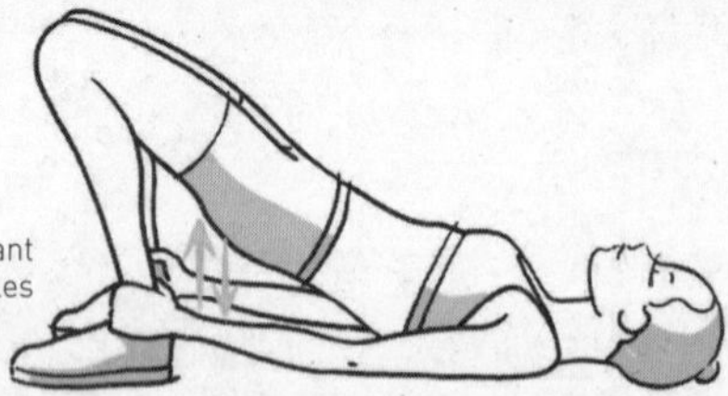

pour bien se placer

→ Allongez-vous sur le dos en fléchissant les jambes.

→ Tenez vos chevilles avec les mains et serrez bien les jambes fléchies.

→ Élevez ainsi, à votre rythme, de bas en haut le bassin à l'aide de mouvements de moyenne amplitude.*

VEILLEZ À...

- Garder les talons en permanence contre les fessiers.
- Ne pas forcer avec les reins sur l'élévation du bassin.

pour bien respirer

Inspirez par le nez et expirez par la bouche le plus lentement possible.

répétitions

→ Vous êtes entraînée : faites 3 séries de 25 élévations du bassin.

→ Vous reprenez l'entraînement : faites 3 séries de 12 élévations du bassin.

les bienfaits de l'exercice

Il regalbe les contours fessiers. Il raffermit aussi efficacement l'intérieur des cuisses.

deux variantes

→ Faites 2 séries de 40 élévations du bassin en alternant 10 élévations rapides et 10 lentes.*

→ Faites 2 séries de 40 élévations du bassin en alternant 2 petites élévations et 2 grandes.*

Efforcez-vous de continuer l'exercice malgré l'inconfort qui survient au bout d'un moment.

POUR LES DOS FRAGILES

- Placez un coussin sous la nuque.
- Ne soulevez pas trop le bassin.

QUESTION/ RÉPONSE

Peut-on écarter un peu les jambes pour réaliser cette technique ?

Oui ! Mais cela exerce les muscles fessiers un peu différemment et cela ne renforce plus les muscles de l'intérieur des cuisses.

4 extensions sur les orteils en contractant les fessiers

Pour tonifier les fessiers.

pour bien se placer

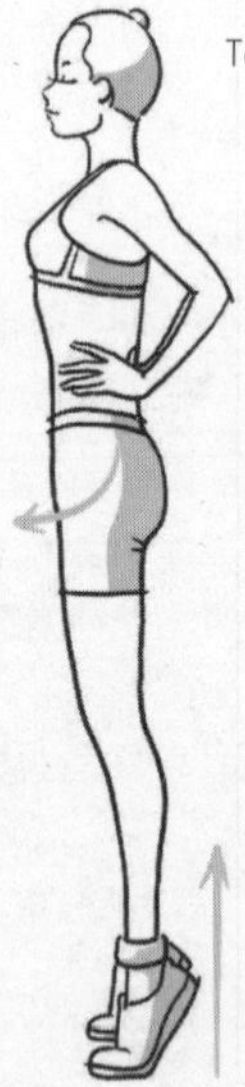

→ Debout, placez-vous bien droite, en espaçant vos pieds d'une dizaine de centimètres.

→ Réalisez ainsi des extensions sur les orteils à votre rythme en contractant les fessiers.*

VEILLEZ À...

- Ne pas pencher le corps vers l'avant.
- Faire des extensions avec le maximum d'amplitude.

pour bien respirer

Inspirez par le nez et expirez par la bouche le plus lentement possible.

répétitions

→ Vous êtes entraînée : faites 3 séries de 20 extensions sur les orteils.

→ Vous reprenez l'entraînement : faites 3 séries de 15 extensions.

les bienfaits de l'exercice

Il tonifie toute la région fessière. Il renforce aussi efficacement les muscles des mollets et les chevilles.

deux variantes

→ Faites 30 extensions sur les orteils du pied gauche en levant légèrement la jambe droite devant vous (gardez-la tendue), tout en contractant bien les fessiers. Changez ensuite de jambe d'appui.**

→ Faites 40 extensions sur les orteils en alternant 10 extensions rapides et 10 contractions rapides des fessiers avec 10 extensions lentes et 10 contractions lentes.**

Efforcez-vous de continuer l'exercice malgré l'inconfort qui survient au bout d'un moment.

POUR LES DOS FRAGILES

- Prenez appui avec une main sur un meuble.
- Pensez à faire une rétroversion du bassin (poussée du pubis vers l'avant) pendant toute la durée de l'exercice.

QUESTION/ RÉPONSE

Doit-on continuer à s'exercer lorsque l'on commence à ressentir une sensation désagréable dans les mollets ?

Oui ! si l'on peut... Il est d'ailleurs conseillé de tenter de s'exercer en ressentant une petite douleur aux mollets, afin de progresser.

5 stretching : ramenés des genoux vers la poitrine

Pour allonger les muscles, éviter les courbatures et se détendre.

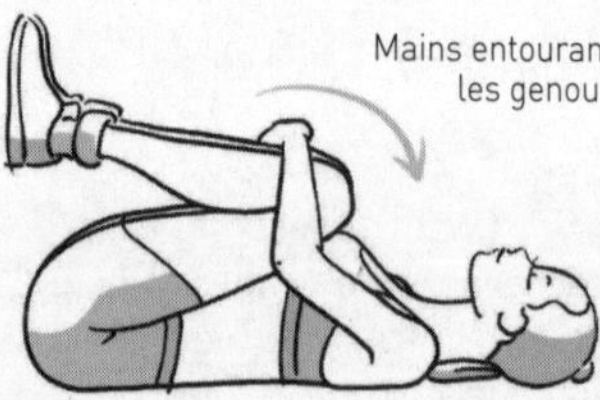

➔ pour bien se placer

→ Allongez-vous sur le dos et ramenez vos genoux serrés contre la poitrine.

→ Pressez les genoux contre la poitrine pendant 10 secondes.*

➔ pour bien respirer

Inspirez par le nez en relâchant les genoux. Expirez par la bouche en les ramenant contre la poitrine.

VEILLEZ À...

- Avoir la colonne bien droite sur le sol.
- Presser les genoux progressivement sur la poitrine.

QUESTION/ RÉPONSE

Est-ce normal de soulever le bassin complètement ?

Oui ! Il est impossible de bien ramener les genoux vers la poitrine sans le soulever.

➔ répétitions

➔ Vous avez l'habitude : faites 3 ramenés de genoux.

➔ Vous n'avez pas l'habitude : faites 4 ramenés de genoux.

➔ les bienfaits de l'exercice

Il détend efficacement le bas du dos et permet d'évincer certaines douleurs lombaires dues à de mauvaises postures prolongées.

POUR LES DOS FRAGILES

- Placez un coussin sous les hanches.
- Réalisez la technique très lentement.

➔ deux variantes

➔ Ramenez les genoux écartés sur la poitrine et tenez la position pendant 8 secondes. Répétez la posture 4 fois.**

➔ Ramenez les genoux serrés vers l'épaule droite puis vers l'épaule gauche et tenez la position pendant 8 secondes. Répétez 2 fois cette séquence.**

N'oubliez pas de vous décontracter pendant une dizaine de secondes entre chaque posture.

programme du samedi en 10 minutes

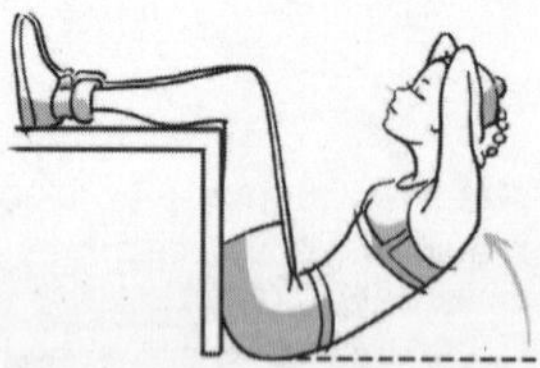

EXERCICE 1

Relevés de buste**

Pour tonifier les abdominaux.

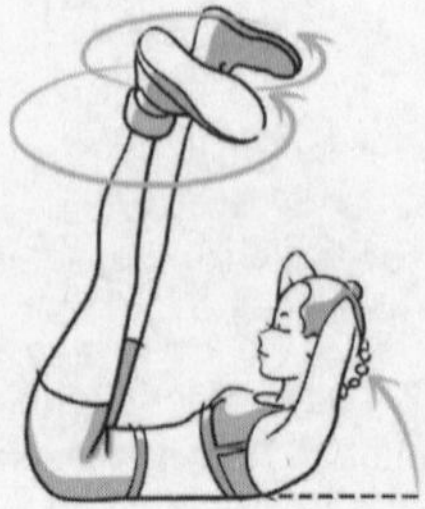

EXERCICE 2

Cercles des jambes tendues**

Pour tonifier les abdominaux.

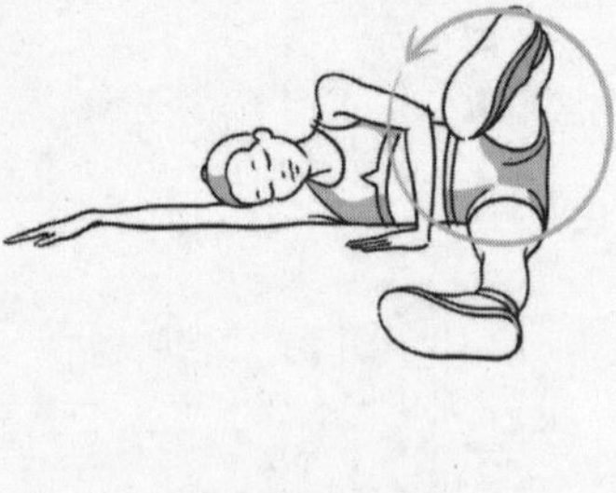

EXERCICE 3

Cercles de la jambe supérieure**

Pour tonifier les fessiers.

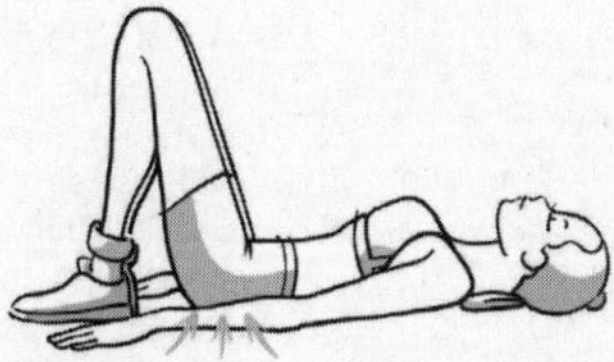

EXERCICE 4

Contractions isométriques des fessiers*

Pour tonifier les fessiers.

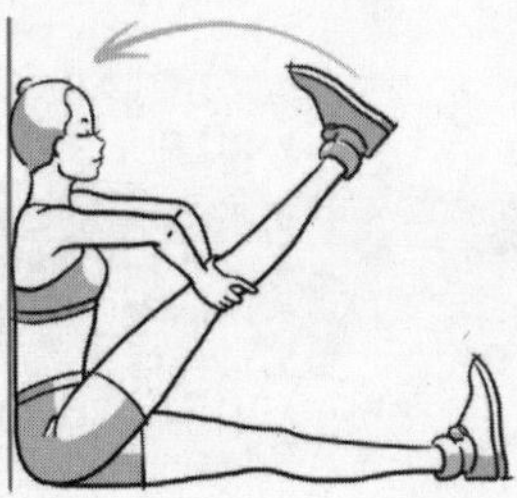

STRETCHING

Élévations de la jambe devant soi**

Pour allonger les muscles, éviter les courbatures et se détendre.

1 relevés de buste

Pour tonifier les abdominaux.

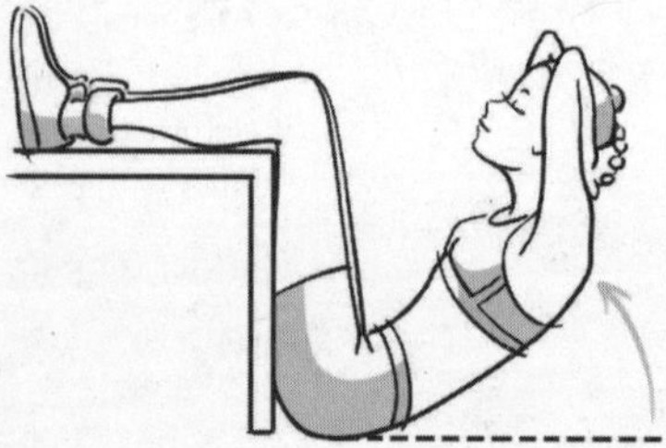

VEILLEZ À...

- Ne pas regarder vos genoux : la tête doit être levée en permanence.
- Bien garder le derrière des genoux contre le bord du support.
- Conserver les jambes immobiles sur le support.

pour bien se placer

→ Allongez-vous sur le dos et placez les mollets serrés sur un appui (une chaise par exemple).

→ Réalisez ainsi des relevés de buste sur un rythme lent.**

pour bien respirer

Inspirez par le nez en redescendant le buste et expirez par la bouche en le redressant.

QUESTION/ RÉPONSE

Peut-on réaliser cet exercice sur un support plus bas qu'une chaise ?

Non ! Il est préférable de placer les jambes sur un support de la hauteur d'un siège permettant de bien avoir les mollets parallèles au sol.

➔ répétitions

→Vous êtes entraînée : faites 3 séries de 20 relevés de buste.

→Vous reprenez l'entraînement : faites 3 séries de 12 relevés de buste.

➔ les bienfaits de l'exercice

Il renforce essentiellement le haut des abdominaux de face, c'est-à-dire la région de l'estomac. Il est recommandé aux personnes souffrant d'une mauvaise circulation sanguine.

POUR LES DOS FRAGILES

• Reposez lentement la tête sur un coussin peu épais après chaque relevé de buste.

• Faites des rotations très lentes du cou sur le sol ou sur le coussin tous les cinq relevés de buste.

➔ deux variantes

→Relevez 30 fois le buste à droite et à gauche en alternance.*

→Relevez 20 fois le buste en maintenant chaque relevé pendant 3 secondes.**

Pensez à bien rentrer le ventre pendant la pratique de cet exercice.

2 cercles des jambes tendues

Pour tonifier les abdominaux.

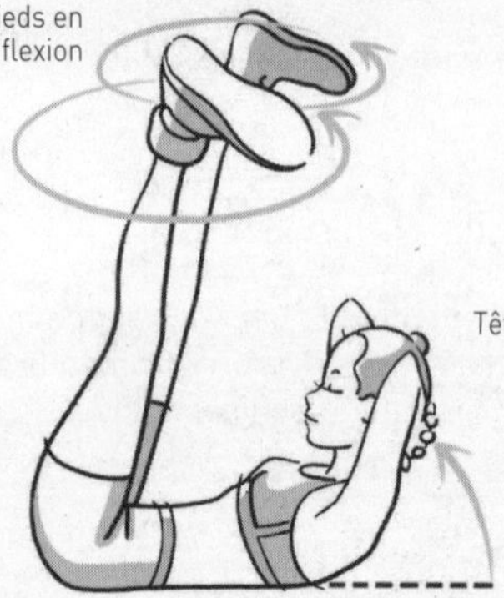

pour bien se placer

→ Allongez-vous sur le dos, doigts noués derrière la nuque, puis élevez les jambes à la verticale.

→ Relevez le buste et conservez-le immobile.

→ Faites des cercles dissociés des jambes, d'une amplitude moyenne et à votre rythme.**

VEILLEZ À...

- Garder les jambes tendues au maximum.
- Ne pas laisser glisser les jambes vers le sol pour éviter les risques de courbure lombaire.

pour bien respirer

Inspirez par le nez et expirez par la bouche le plus lentement possible.

répétitions

→ Vous êtes entraînée : faites 4 séries de 15 cercles dans un sens et dans l'autre en alternance.

→ Vous reprenez l'entraînement : faites 4 séries de 10 cercles dans un sens et dans l'autre.

les bienfaits de l'exercice

Il tonifie efficacement l'ensemble des muscles abdominaux de face, essentiellement la région du ventre. Il raffermit également l'intérieur des cuisses.

deux variantes

→ Faites 30 cercles dans un sens et 30 cercles dans l'autre en alternant 2 cercles rapides et 2 lents.**

→ Faites 30 cercles dans un sens et 30 cercles dans l'autre en alternant 2 grands cercles et 2 petits.**

Pensez à bien rentrer le ventre pendant la pratique de cet exercice.

POUR LES DOS FRAGILES

- Placez un coussin sous les hanches.
- Travaillez avec les jambes assez près du visage.

QUESTION/ RÉPONSE

Peut-on faire des relevés de buste en réalisant les cercles afin d'optimiser l'exercice ?

Non ! Sauf si vous êtes une vraie pro ! Une trop grande complexité amène souvent à une réalisation erronée de la technique.

3 cercles de la jambe supérieure

Pour tonifier les fessiers.

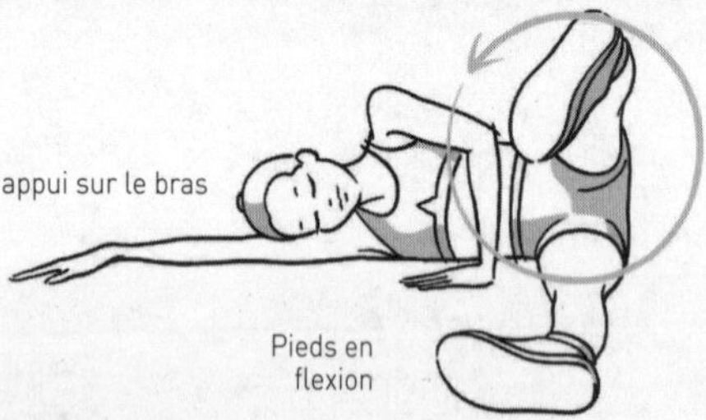

pour bien se placer

→Allongez-vous sur le côté et placez les jambes tendues à angle droit par rapport au dos.

→Élevez la jambe supérieure à 40 cm environ du sol.

→Faites des cercles de moyenne amplitude sur un rythme lent.**

VEILLEZ À...

- Réaliser des cercles d'amplitude identique.
- Ne pas abaisser la jambe vers le sol au fur et à mesure de l'exercice.

pour bien respirer

Inspirez par le nez et expirez par la bouche le plus lentement possible.

➔ répétitions

➔ Vous êtes entraînée : faites 2 séries de 20 cercles dans un sens et 20 cercles dans l'autre.

➔ Vous reprenez l'entraînement : faites 2 séries de 12 cercles dans un sens et 12 cercles dans l'autre.

➔ les bienfaits de l'exercice

Il durcit essentiellement la partie basse des fessiers et raffermit aussi l'intérieur des cuisses.

➔ deux variantes

➔ Faites 2 séries de 30 cercles une fois dans un sens, une fois dans l'autre.**

➔ Faites 2 séries de 30 cercles en alternant 1 cercle en haut dans un sens et 1 cercle en bas dans l'autre sens.**

Efforcez-vous de continuer l'exercice malgré l'inconfort qui survient au bout d'un moment.

POUR LES DOS FRAGILES

- Ramenez la jambe inactive en flexion vers la poitrine.
- Décontractez la tête au maximum.

QUESTION/ RÉPONSE

Peut-on s'aider en soulevant la jambe active avec la main en fin de série ?

Oui ! Dans ce cas précis, mieux vaut s'aider plutôt que de s'arrêter.

4 contractions isométriques des fessiers

Pour tonifier les fessiers.

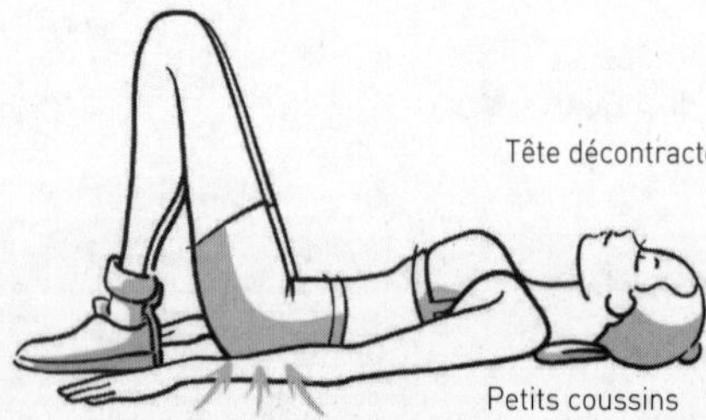

pour bien se placer

→Allongez-vous sur le dos en espaçant vos jambes fléchies d'une dizaine de centimètres, pieds sur le sol.

→Contractez ainsi vos muscles fessiers pendant 5 secondes. Relâchez-les pendant 3 secondes.*

VEILLEZ À...
Faire une contraction progressive de vos fessiers en restant très concentrée.

pour bien respirer

Inspirez par le nez en décontractant les muscles. Expirez par la bouche en les contractant.

➔ répétitions

→Vous êtes entraînée : faites 2 séries de 20 contractions.

→Vous reprenez l'entraînement : faites 2 séries de 10 contractions.

➔ les bienfaits de l'exercice

Il durcit les parties basse, médiane et haute des fessiers (mais pas les parties latérales extérieures).

➔ deux variantes

→Faites 2 séries de 30 contractions en alternant 2 contractions de 8 secondes et 2 contractions de 1 seconde.**

→Faites 2 séries de 30 contractions en alternant 1 contraction de 4 secondes du fessier gauche avec 1 contraction de 4 secondes du fessier droit.*

Efforcez-vous de continuer l'exercice malgré l'inconfort qui survient au bout d'un moment.

POUR LES DOS FRAGILES

Ramenez les genoux vers la poitrine toutes les 10 contractions et tenez la posture avec les mains pendant 6 secondes pour garder le dos souple.

QUESTION/ RÉPONSE

Obtient-on le même résultat en réalisant cet exercice en position assise ?

Presque ! Il est toutefois mieux de le réaliser allongée sur le dos.

5 stretching : élévations de la jambe devant soi

Pour allonger les muscles, éviter les courbatures et se détendre.

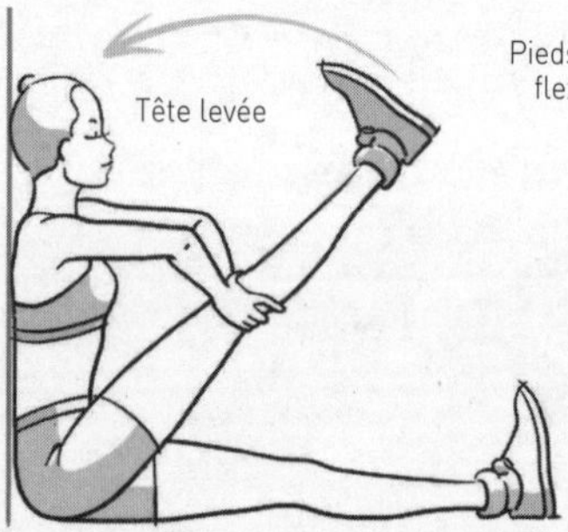

pour bien se placer

→Adossez-vous à un mur et tendez les jambes devant vous.

→Avec les mains, ramenez une jambe tendue le plus près possible du visage et tenez la position 20 secondes.**

VEILLEZ À...

- Avoir les jambes en extension maximale.
- Conserver le dos bien droit collé contre le mur.
- Étirer la tête vers le haut en permanence.

pour bien respirer

Inspirez par le nez et expirez par la bouche le plus lentement possible.

répétitions

→ Vous avez l'habitude : faites 2 élévations de chaque jambe.

→ Vous n'avez pas l'habitude : faites 3 élévations de chaque jambe.

les bienfaits de l'exercice

Il permet de rétablir une bonne position dorsale. Il étire fortement le derrière des cuisses.

deux variantes

→ Ramenez 4 fois la jambe vers vous en alternant 1 mouvement vers l'épaule gauche et 1 mouvement vers l'épaule droite. Tenez la position 10 secondes. Recommencez avec l'autre jambe.**

→ Faites 4 ramenés de 10 secondes pour chaque jambe, avec 1 fois le pied en flexion et 1 fois le pied en extension.**

N'oubliez pas de vous décontracter pendant une dizaine de secondes entre chaque posture.

POUR LES DOS FRAGILES

- Fléchissez la jambe qui est sur le sol.
- Placez un coussin sous les fessiers.

QUESTION/ RÉPONSE

Est-il mieux de faire cet exercice sans s'appuyer contre un mur ?

Ce n'est pas mieux : c'est simplement plus difficile, donc vraiment réservé aux habituées.

semaine 2

programme du lundi en 10 minutes

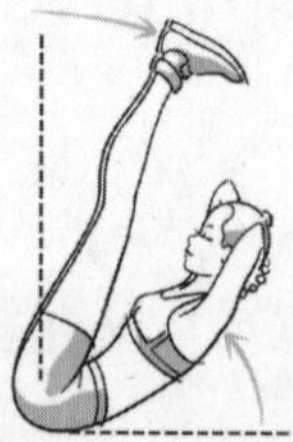

EXERCICE 1

Ramenés simultanés du buste et des jambes**

Pour tonifier les abdominaux.

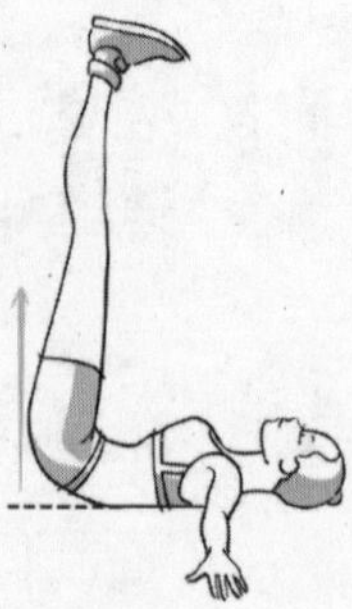

EXERCICE 2

Petites élévations du bassin à la verticale**

Pour tonifier les abdominaux.

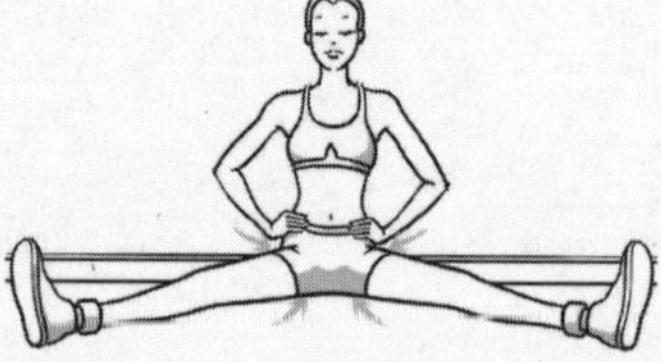

EXERCICE 3

Contractions isométriques des fessiers*

Pour tonifier les fessiers.

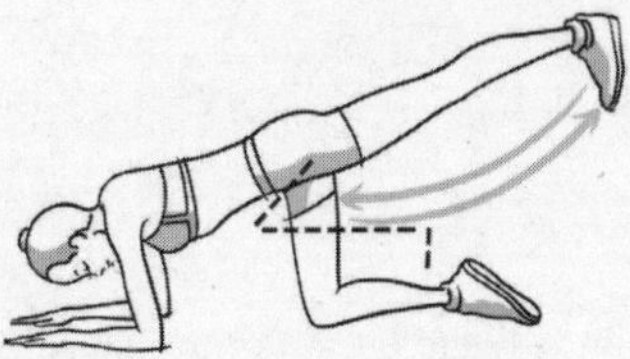

EXERCICE 4

Flexions-extensions de la jambe vers l'arrière*

Pour tonifier les fessiers.

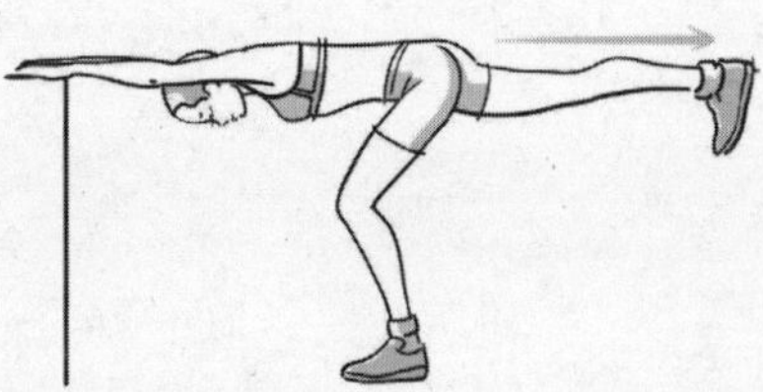

STRETCHING

Étirements de la jambe vers l'arrière*

Pour allonger les muscles, éviter les courbatures et se détendre.

1 ramenés simultanés du buste et des jambes

Pour tonifier les abdominaux.

pour bien se placer

→ Allongez-vous sur le dos et élevez les jambes serrées à la verticale.

→ Relevez le buste.

→ Rapprochez simultanément le buste et les jambes sur un rythme assez lent.**

VEILLEZ À...

- Prendre le moins possible d'élan.
- Travailler avec des mouvements d'amplitude identique.

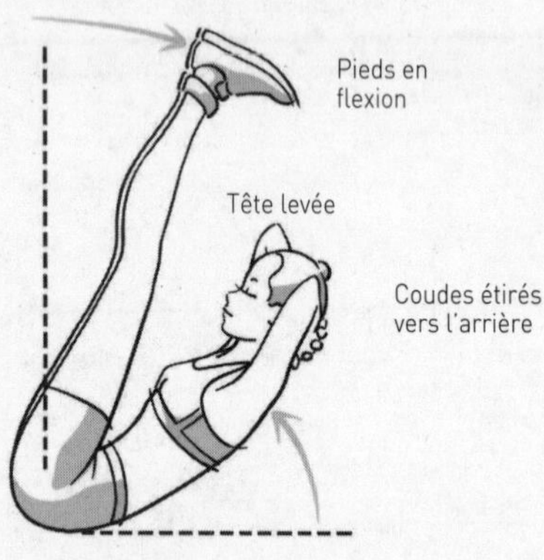

pour bien respirer

Inspirez par le nez lorsque les jambes et le buste s'éloignent. Expirez par la bouche lorsqu'ils se rapprochent.

répétitions

→ Vous êtes entraînée : faites 2 séries de 20 ramenés buste-jambes.

→ Vous reprenez l'entraînement : faites 2 séries de 12 ramenés buste-jambes.

les bienfaits de l'exercice

Il renforce rapidement l'ensemble des muscles abdominaux de face.

deux variantes

→ Faites 30 ramenés buste-jambes en faisant alterner des mouvements jambes serrées et jambes écartées.**

→ Faites 30 ramenés buste-jambes en faisant alterner des mouvements jambes tendues et jambes fléchies.*

Pensez à bien rentrer le ventre pendant la pratique de cet exercice.

POUR LES DOS FRAGILES

• Placez un coussin sous les hanches.
• Reposez la tête sur le sol après chaque ramené.

QUESTION/ RÉPONSE

Ne risque-t-on pas d'être déséquilibrée lors de la réalisation de cet exercice ?

Si l'on travaille de façon anarchique : oui ! Si l'on s'entraîne avec contrôle : non !

2 petites élévations du bassin à la verticale

Pour tonifier les abdominaux.

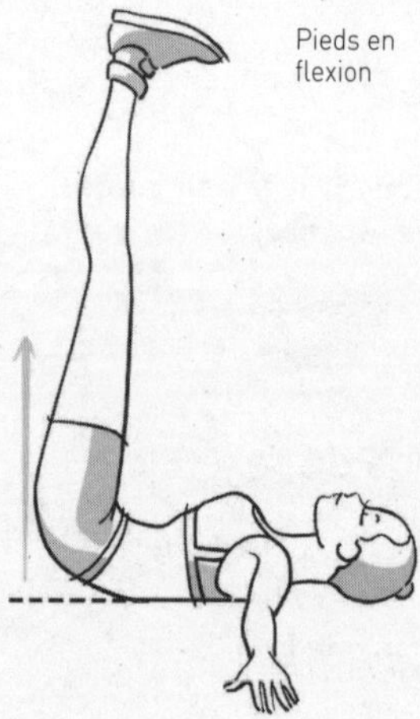

pour bien se placer

→ Allongez-vous sur le dos et placez les jambes serrées et tendues à la verticale. Placez les bras en croix.

→ Décollez le bassin du sol en gardant les jambes à la verticale.**

VEILLEZ À...

- Ne pas fléchir les jambes.
- Ne pas soulever la tête ni contracter la nuque lors de l'élévation des jambes.

➔ pour bien respirer

Inspirez par le nez en descendant le bassin. Expirez par la bouche en le remontant.

POUR LES DOS FRAGILES
Placez un coussin sous les fessiers.

➔ répétitions

→ Vous êtes entraînée : faites 2 séries de 15 élévations.

→ Vous reprenez l'entraînement : faites 2 séries de 8 élévations.

QUESTION/ RÉPONSE

Doit-on reposer le bassin sur le sol après chaque élévation ?

R : Si vous avez un peu d'entraînement, ne le faites pas.
Si vous n'êtes pas habituée à ce type d'exercices, reposez doucement le bassin sur le sol à chaque fois.

➔ les bienfaits de l'exercice

Il raffermit essentiellement la région du ventre et entraîne les fibres musculaires abdominales à répondre à un type d'effort différent.

➔ deux variantes

→ Faites 2 séries de 15 élévations en alternant 1 grande élévation et 1 petite élévation.**

→ Faites 2 séries de 10 élévations avec les jambes tendues et écartées.**

Pensez à bien rentrer le ventre pendant la pratique de cet exercice.

3 contractions isométriques des fessiers

Pour tonifier les fessiers.

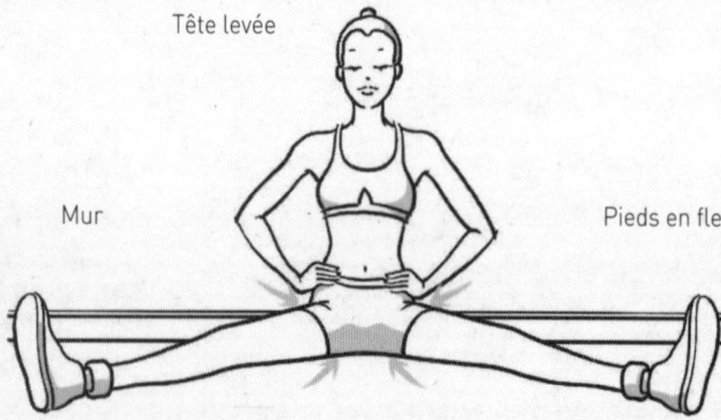

pour bien se placer

→ Mettez-vous assise, adossée contre un mur, jambes tendues et très écartées devant vous.

→ Contractez vos fessiers pendant 5 secondes.*

VEILLEZ À...

- Bien coller le dos contre le mur.
- Être assise sur un tapis ou de la moquette

pour bien respirer

Inspirez par le nez et expirez par la bouche.

➔ répétitions

- ➔Vous êtes entraînée : faites 2 séries de 10 contractions.
- ➔Vous reprenez l'entraînement : faites 2 séries de 6 contractions.

➔ les bienfaits de l'exercice

Il renforce les muscles inférieurs des fessiers.

➔ deux variantes

- ➔Faites 1 série de 15 contractions de 2 secondes chacune, puis 1 série de 15 contractions de 6 secondes.*
- ➔Faites 30 contractions en alternant 2 contractions de 2 secondes chacune et 2 contractions de 6 secondes.*

Efforcez-vous de continuer l'exercice malgré l'inconfort qui survient au bout d'un moment.

POUR LES DOS FRAGILES

Étirez en permanence la colonne vers le haut.

QUESTION/ RÉPONSE

Peut-on contracter les muscles abdominaux en même temps que les muscles fessiers ?

R : Oui ! Mais en veillant à bien rentrer le ventre durant la contraction.

4 flexions extensions de la jambe vers l'arrière

Pour tonifier les fessiers.

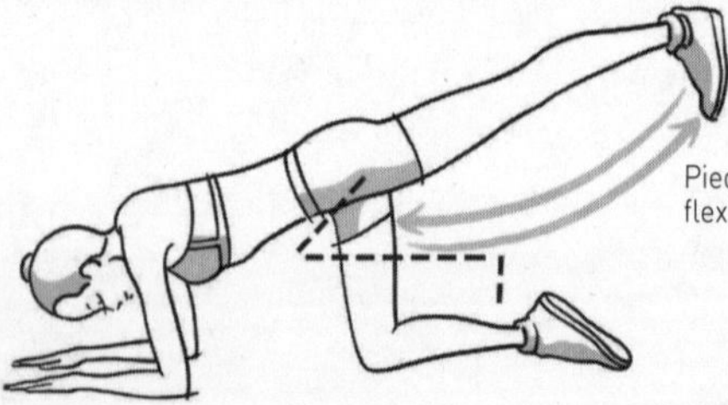

pour bien se placer

→ Mettez-vous à quatre pattes, en appui sur les avant-bras.

→ Pratiquez des flexions extensions d'une jambe à l'arrière en travaillant sur un rythme dynamique.*

VEILLEZ À...

- Conserver le dos le plus plat possible.
- Travailler sans à-coups.

---

pour bien respirer

Inspirez par le nez sur la flexion de jambe. Expirez par la bouche sur son extension.

➔ répétitions

→ Vous êtes entraînée : faites 2 séries de 20 flexions extensions.

→ Vous reprenez l'entraînement : faites 2 séries de 12 flexions extensions.

➔ les bienfaits de l'exercice

Il raffermit l'ensemble de la région fessière.

➔ deux variantes

→ Faites 30 flexions extensions pour chaque jambe en alternant 2 mouvements rapides avec 2 lents.*

→ Faites 30 flexions extensions pour chaque jambe en alternant 2 flexions extensions en arrière et 2 flexions extensions sur le côté.*

Efforcez-vous de continuer l'exercice malgré l'inconfort qui survient au bout d'un moment.

POUR LES DOS FRAGILES

- N'élevez pas trop la jambe à l'arrière.
- Exercez-vous avec lenteur.

QUESTION/ RÉPONSE

Le genou doit-il toucher la poitrine à chaque fois ?

R : Non, cela n'apporte rien de plus concernant l'efficacité de la technique.

5 stretching : étirements de la jambe vers l'arrière

Pour allonger les muscles, éviter les courbatures et se détendre.

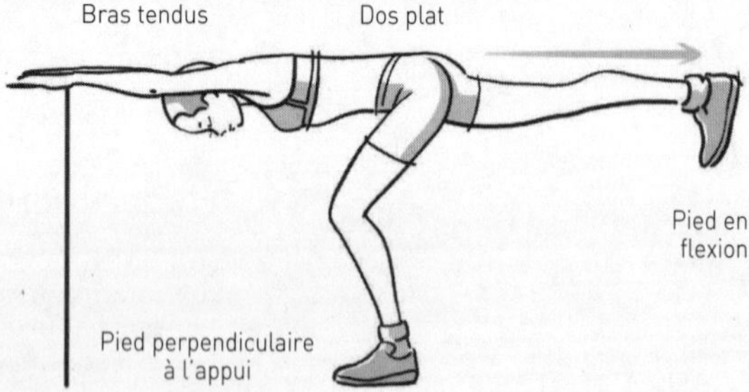

pour bien se placer

→Placez les mains devant vous sur un appui (buffet, canapé, table...).

→Penchez-vous en avant, dos droit et jambes légèrement fléchies.

→Étirez au maximum une jambe vers l'arrière pendant 10 secondes, parallèlement au sol et en gardant le pied en flexion.*

VEILLEZ À...

Ne pas trop monter la jambe : elle doit être comme le dos, c'est-à-dire parallèle au sol.

pour bien respirer

Inspirez par le nez et expirez lentement par la bouche.

➜ répétitions

→ Vous avez l'habitude : faites 1 extension pour chaque jambe.

→ Vous n'avez pas l'habitude : faites 2 extensions pour chaque jambe, en alternant jambe gauche et jambe droite.

➜ les bienfaits de l'exercice

Il étire les bras, les épaules, le dos et bien sûr toute la jambe.

➜ deux variantes

→ Étirez 2 fois chaque jambe en alternance avec le pied en extension.*

→ Prenez un appui plus bas avec les mains (un lit par exemple) et étirez 2 fois chaque jambe en veillant à garder cette dernière dans le prolongement du dos pour ne pas cambrer.*

N'oubliez pas de vous décontracter pendant une dizaine de secondes entre chaque posture.

POUR LES DOS FRAGILES

Étirez la jambe très progressivement.

QUESTION/ RÉPONSE

Peut-on tendre la jambe d'appui ?

R : Non ! Car cela peut entraîner une cambrure lombaire non souhaitée.

programme du mardi en 10 minutes

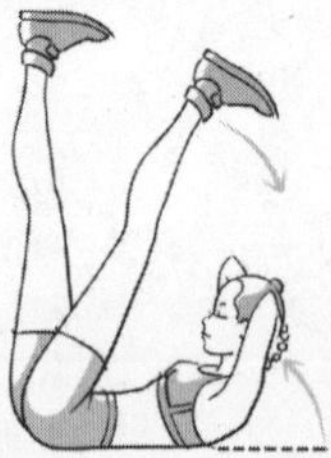

EXERCICE 1

Ramenés d'une jambe vers soi**

Pour tonifier les abdominaux.

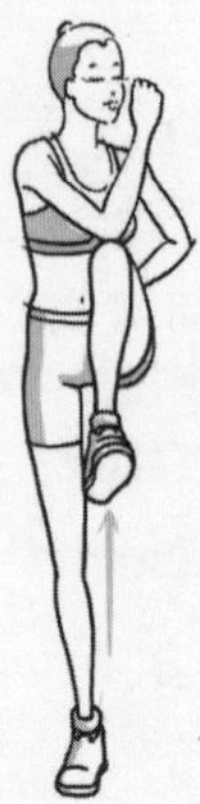

EXERCICE 2

Touchés coude-genou opposés en contraction abdominale*

Pour tonifier les abdominaux.

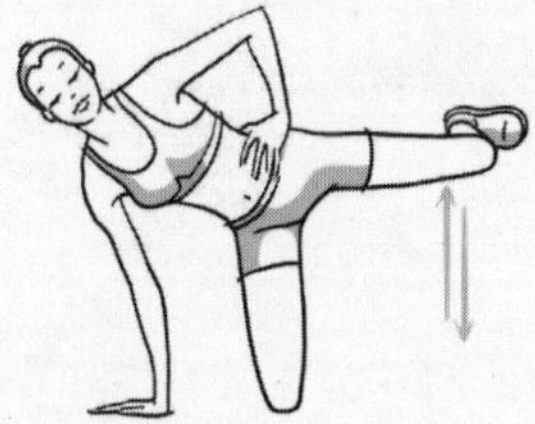

EXERCICE 3

Élévations latérales d'une jambe fléchie**

Pour tonifier les fessiers.

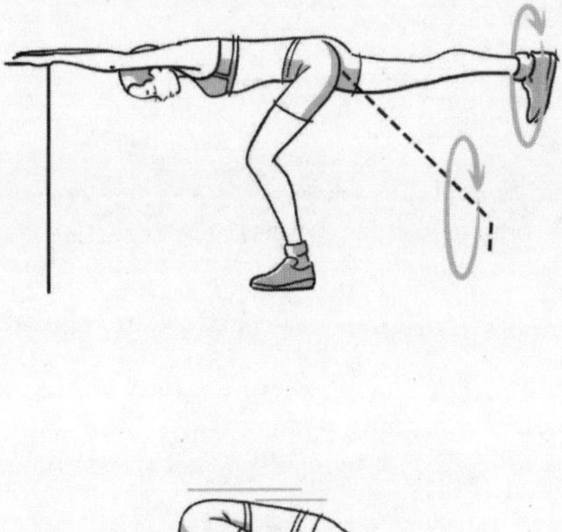

EXERCICE 4

Cercles alternés en haut et en bas de la jambe à l'arrière**

Pour tonifier les fessiers.

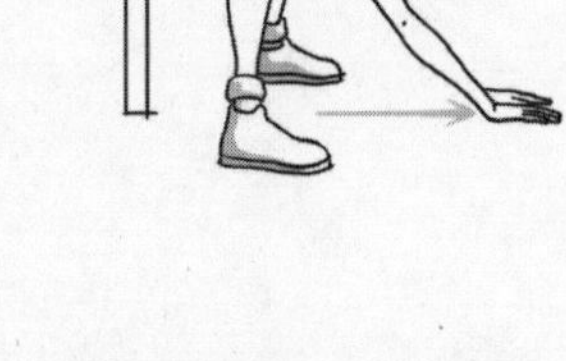

STRETCHING

Étirements des bras devant soi*

Pour allonger les muscles, éviter les courbatures et se détendre.

1 ramenés d'une jambe vers soi

Pour tonifier les abdominaux.

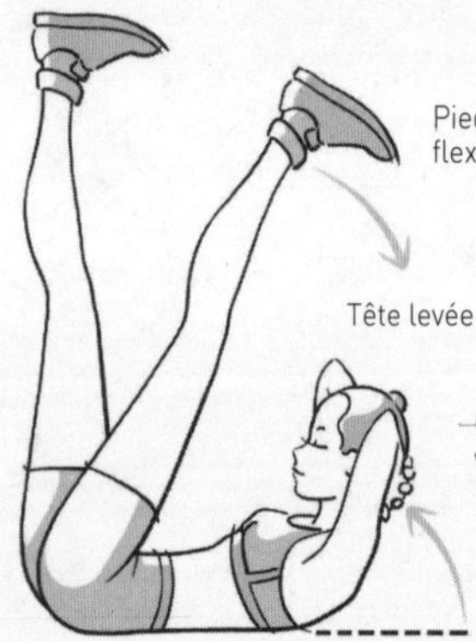

pour bien se placer

→ Allongez-vous sur le dos, puis élevez les jambes tendues et serrées à la verticale.

→ Relevez le buste, doigts noués derrière la nuque, et conservez-le immobile en permanence.

→ Ramenez ainsi une jambe vers le visage en conservant l'autre parfaitement immobile.**

VEILLEZ À...

- Garder les jambes tendues dans la mesure du possible.
- Regarder en permanence vers le haut.
- Ne pas laisser descendre la jambe inactive : elle doit rester immobile à 90° avec le sol.

pour bien respirer

Inspirez par le nez et expirez par la bouche le plus lentement possible.

répétitions

→Vous êtes entraînée : faites 2 séries de 20 ramenés pour chaque jambe.

→Vous reprenez l'entraînement : faites 2 séries de 12 ramenés pour chaque jambe.

les bienfaits de l'exercice

Il raffermit essentiellement l'ensemble des abdominaux de face et assouplit la jambe active.

deux variantes

→Faites 30 ramenés de jambe en alternant 1 mouvement vers l'épaule gauche et 1 mouvement vers l'épaule droite, puis changez de jambe.**

→Faites 30 relevés de buste en même temps que les ramenés de jambe.***

Pensez à bien rentrer le ventre pendant la pratique de cet exercice.

POUR LES DOS FRAGILES

• Placez un coussin sous les hanches et la tête.
• Conservez la tête en appui sur le coussin.

QUESTION/ RÉPONSE

Peut-on fléchir un peu la jambe active ?

Le moins possible ! Plus la jambe est fléchie, moins les muscles abdominaux sont exercés.

2 touchés coude-genou opposés en contraction abdominale

Pour tonifier les abdominaux.

➔ pour bien se placer

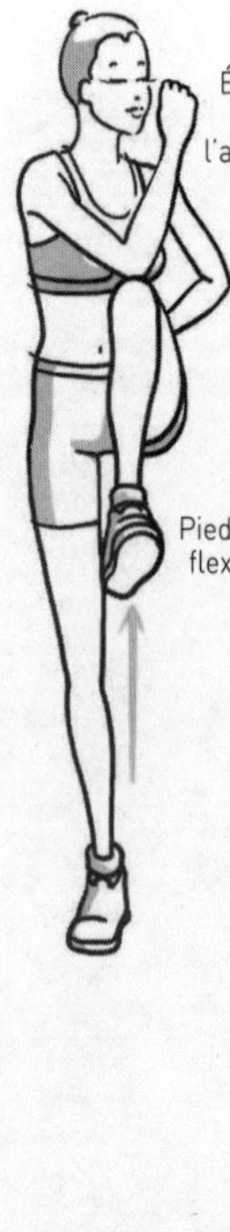

→ Placez-vous debout, bien droite.

→ Ramenez à votre rythme le coude droit sur le genou gauche, puis inversement, en contractant l'ensemble des abdominaux.*

VEILLEZ À...

- Garder la jambe d'appui tendue.
- Avoir le dos le plus droit possible.
- Élever le genou le plus haut possible.

➔ pour bien respirer

Inspirez par le nez lors du changement de position. Expirez par la bouche lorsque le coude touche le genou.

➔ répétitions

→Vous êtes entraînée : faites 2 séries de 20 touchés coude-genou alternés.

→Vous reprenez l'entraînement : faites 2 séries de 10 touchés coude-genou alternés.

➔ les bienfaits de l'exercice

Il permet de renforcer l'ensemble des muscles abdominaux, essentiellement les latéraux.

➔ deux variantes

→Faites 30 fois de suite des touchés coude droit – genou gauche, puis 30 fois des touchés coude gauche – genou droit.*

→Faites 20 fois de suite des touchés coude droit – genou gauche en pratiquant une extension sur les orteils du pied d'appui à chaque contact, puis 20 touchés genou droit – coude gauche sur le même principe.**

Pensez à bien rentrer le ventre pendant la pratique de cet exercice.

POUR LES DOS FRAGILES

• Travaillez avec lenteur.
• Étirez la tête et le dos en permanence vers le haut.

QUESTION/ RÉPONSE

QUESTION/ RÉPONSE

Est-ce une faute que de se pencher en avant ?

Non ! Toutefois, la technique doit être réalisée avec le dos le plus droit possible et le genou bien haut.

3 élévations latérales d'une jambe fléchie

Pour tonifier les fessiers.

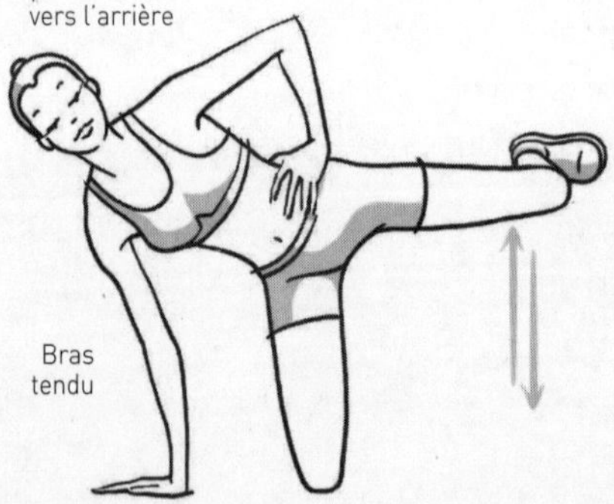

➔ pour bien se placer

→À genoux, basculez le corps sur un côté, puis prenez appui sur le sol avec la main.

→Élevez la jambe opposée à la main en la gardant fléchie.

→Faites des petites élévations de bas en haut de cette jambe à votre rythme.**

VEILLEZ À...

• Garder sur le même plan la main au sol, le genou d'appui et le genou élévateur.
• Maintenir la cuisse parallèle au sol après chaque élévation.

pour bien respirer

Expirez par la bouche lorsque la jambe d'action s'élève. Inspirez par le nez lorsqu'elle s'abaisse. Vous pouvez inspirer et expirer un mouvement sur deux.

répétitions

→Vous êtes entraînée : faites 2 séries de 20 élévations pour chaque jambe.

→Vous reprenez l'entraînement : faites 2 séries de 12 élévations pour chaque jambe.

les bienfaits de l'exercice

Il raffermit l'ensemble des muscles fessiers, ainsi que l'intérieur des cuisses.

deux variantes

→Faites 2 séries de 20 élévations pour chaque jambe en alternant 1 grande élévation et 1 petite.**

→Faites 2 séries de 20 élévations de la jambe en alternant 1 élévation jambe fléchie avec 1 élévation jambe tendue.**

Efforcez-vous de continuer l'exercice malgré l'inconfort qui survient au bout d'un moment.

POUR LES DOS FRAGILES

• Travaillez lentement.
• N'élevez pas trop haut la jambe.

QUESTION/ RÉPONSE

Doit-on élever le genou le plus haut possible ?

Oui ! Mais sans le ramener vers l'avant : il vaut mieux étirer la cuisse vers l'arrière.

4 cercles alternés en haut et en bas de la jambe à l'arrière

Pour tonifier les fessiers.

pour bien se placer

→Placez les mains en appui sur un meuble en tendant les bras et penchez le buste vers l'avant.

→Fléchissez une jambe et tendez l'autre à l'arrière.

→Réalisez à votre rythme un cercle en haut et un cercle en bas de moyenne amplitude en gardant la jambe tendue.**

VEILLEZ À...

• Réaliser les cercles à des hauteurs identiques.
• Bien étirer les bras, le dos et la jambe active durant toute la durée de l'exercice.

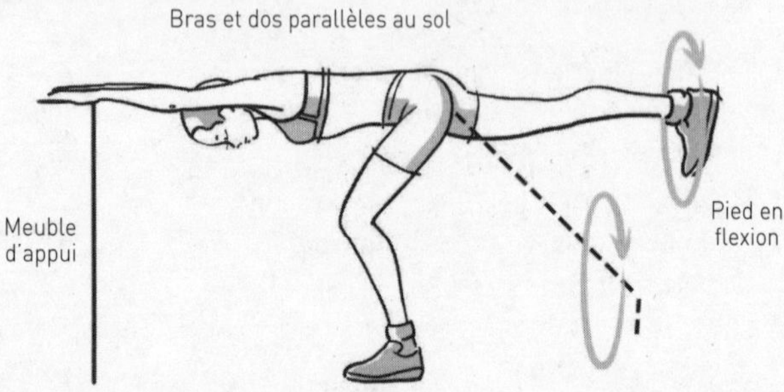
Bras et dos parallèles au sol
Meuble d'appui
Pied en flexion

pour bien respirer

Inspirez par le nez et expirez par la bouche le plus lentement possible.

répétitions

• Vous êtes entraînée : faites 2 séries de 20 cercles dans un sens, puis 20 cercles en sens inverse pour chaque jambe.

• Vous reprenez l'entraînement : faites 2 séries de 12 cercles dans un sens, puis 20 cercles en sens inverse pour chaque jambe.

les bienfaits de l'exercice

Il raffermit l'ensemble de la région fessière.

deux variantes

• Faites 20 cercles dans un sens puis 20 cercles dans l'autre sens en réalisant 10 cercles à votre rythme et 10 cercles très lents.**

• Faites 10 grands cercles très lents en haut et 10 petits cercles très lents en bas, dans un sens puis dans l'autre. Changez de jambe.**

Efforcez-vous de continuer l'exercice malgré l'inconfort qui survient au bout d'un moment.

POUR LES DOS FRAGILES

• Travaillez avec lenteur.
• Fléchissez davantage la jambe d'appui.
• N'élevez pas trop haut la jambe active.

QUESTION/ RÉPONSE

Pourquoi doit-on fléchir la jambe d'appui ?

Pour éviter tous risque de cambrure lombaire.

5 stretching : étirements des bras devant soi

Pour allonger les muscles, éviter les courbatures et se détendre.

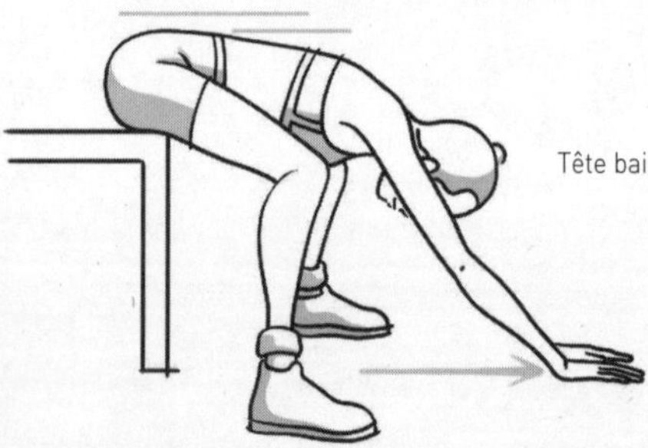

➔ pour bien se placer

➔ Asseyez-vous sur une chaise ou sur un tabouret.

➔ Écartez les jambes, puis fléchissez le buste vers l'avant.

➔ Étirez les mains sur le sol le plus loin possible devant vous et tenez la posture pendant 10 secondes.*

➔ pour bien respirer

Inspirez par le nez et expirez par la bouche le plus lentement possible.

VEILLEZ À...

- Avoir le dos le plus plat possible.
- Vous étirer progressivement.

QUESTION/ RÉPONSE

Peut-on décoller les fessiers du siège ?

Non ! Cela étant, les décoller ne porte pas à conséquence.

répétitions

→Vous avez l'habitude : faites 2 étirements.

→Vous n'avez pas l'habitude : faites 3 étirements.

les bienfaits de l'exercice

Il étire l'ensemble du dos, des épaules et des bras.

POUR LES DOS FRAGILES

- Baissez-vous avec précaution.
- Asseyez-vous sur un siège confortable.

deux variantes

- Étirez 2 fois la main droite sur le sol, puis 2 fois la gauche, pendant 6 secondes.*

- Étirez les mains devant vous pendant 10 secondes avec les bras écartés au maximum.*

N'oubliez pas de vous décontracter pendant une dizaine de secondes entre chaque posture.

programme du mercredi en 10 minutes

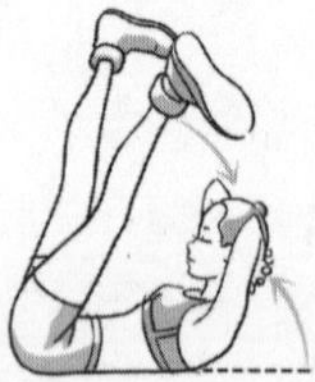

EXERCICE 1

Ramenés d'une jambe après l'autre vers le visage**

Pour tonifier les abdominaux.

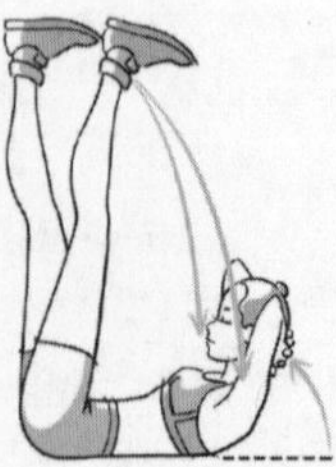

EXERCICE 2

Ramenés des jambes vers chaque épaule**

Pour tonifier les abdominaux.

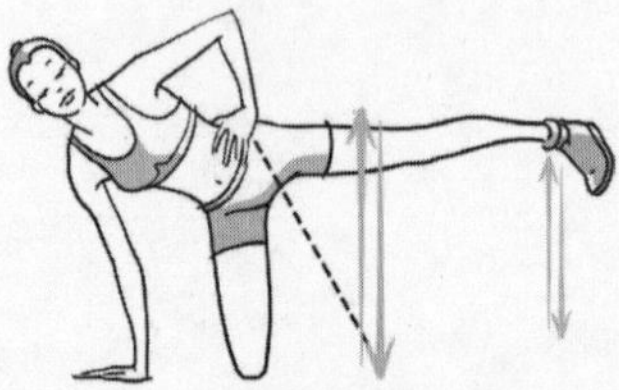

EXERCICE 3

Élévations latérales et en avant de la jambe tendue**

Pour tonifier les fessiers.

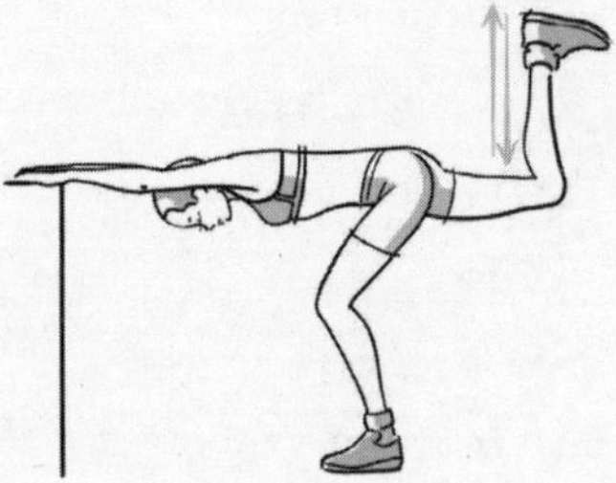

EXERCICE 4

Élévations arrière de la jambe fléchie*

Pour tonifier les fessiers.

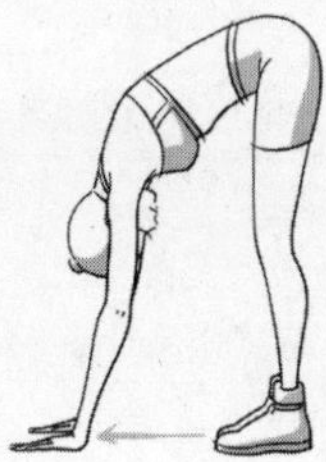

STRETCHING

Étirements des bras devant soi**

Pour allonger les muscles, éviter les courbatures et se détendre.

1 ramenés d'une jambe après l'autre vers le visage

Pour tonifier les abdominaux.

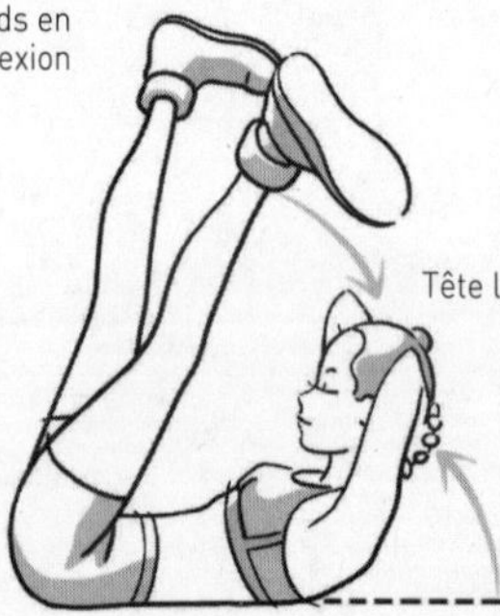

pour bien se placer

→ Allongez-vous sur le dos, placez les mains derrière la nuque et redressez le buste.

→ Placez les jambes à la verticale et écartez-les au maximum.

→ Ramenez ainsi une jambe après l'autre vers le visage, sur un rythme lent, en conservant le buste immobile.**

VEILLEZ À...

- Conserver les jambes tendues.
- Ne pas laisser descendre les jambes vers le sol pour éviter de cambrer.

pour bien respirer

Inspirez par le nez lorsque la jambe s'éloigne de vous. Expirez par la bouche lorsqu'elle se rapproche.

répétitions

→Vous êtes entraînée : faites 2 séries de 30 ramenés alternés.

→Vous reprenez l'entraînement : enchaînez 2 séries de 16 ramenés alternés.

les bienfaits de l'exercice

Il tonifie l'ensemble des muscles abdominaux et essentiellement la région du ventre.

deux variantes

→Faites 30 ramenés pour chaque jambe en pratiquant 10 ramenés rapides, 10 ramenés lents et 10 ramenés très lents.***

→Faites 30 ramenés pour chaque jambe en relevant le buste à chaque fois.***

Pensez à bien rentrer le ventre pendant la pratique de cet exercice.

POUR LES DOS FRAGILES

- Placez un coussin sous les hanches.
- Laissez la tête en repos sur le sol ou sur un petit coussin.
- Fléchissez légèrement les jambes.

QUESTION/ RÉPONSE

Doit-on prendre de l'élan ?

Surtout pas ! Il importe de contrôler le mouvement et de travailler avec précision.

2 ramenés des jambes vers chaque épaule

Pour tonifier les abdominaux.

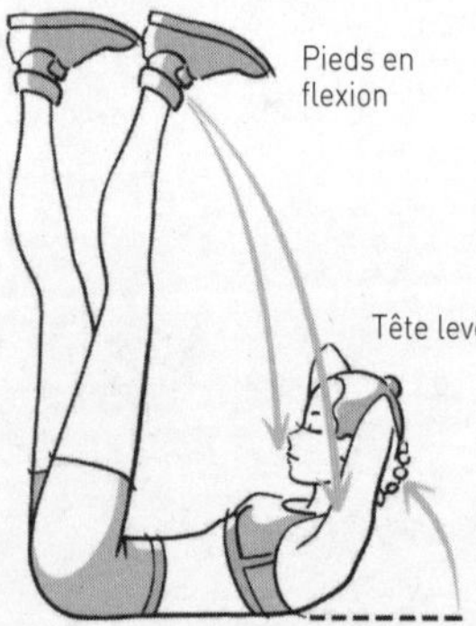

➔ pour bien se placer

→Allongez-vous sur le dos, puis placez les jambes à la verticale, le talon d'un pied touchant les orteils de l'autre pied.

→Mains nouées derrière la nuque, relevez le buste et maintenez-le immobile.

→Ramenez ainsi les jambes d'abord vers l'épaule droite, puis vers l'épaule gauche, en travaillant à votre rythme.**

VEILLEZ À...

- Ne jamais laisser retomber les jambes vers le sol pour éviter de cambrer.
- Travailler sur un rythme régulier.
- Ne pas trop décoller les hanches du sol.

pour bien respirer

Inspirez par le nez lorsque les jambes s'éloignent. Expirez par la bouche lorsqu'elles se rapprochent.

répétitions

→ Vous êtes entraînée : faites 20 ramenés alternés avec le pied droit devant, puis 20 avec le pied gauche devant.

→ Vous reprenez l'entraînement : faites 12 ramenés alternés avec le pied droit devant, puis 12 avec le pied gauche devant.

les bienfaits de l'exercice

Il tonifie les abdominaux latéraux (la taille) et il assouplit les jambes.

deux variantes

→ Faites 40 ramenés des jambes en changeant à chaque fois la position des pieds.**

→ Faites 40 ramenés des jambes en alternant 1 grand mouvement, puis 1 petit mouvement.**

Pensez à bien rentrer le ventre pendant la pratique de cet exercice.

POUR LES DOS FRAGILES

- Placez les bras en croix, paumes sur le sol.
- Décontractez la tête sur le sol ou sur un coussin.
- Placez un coussin sous les hanches.

QUESTION/ RÉPONSE

L'exercice est-il aussi efficace si l'on croise les chevilles au lieu de les mettre l'une derrière l'autre ?

Non ! La position décrite ci-dessus est plus difficile, mais aussi plus performante.

3 élévations latérales et en avant de la jambe tendue

Pour tonifier les fessiers.

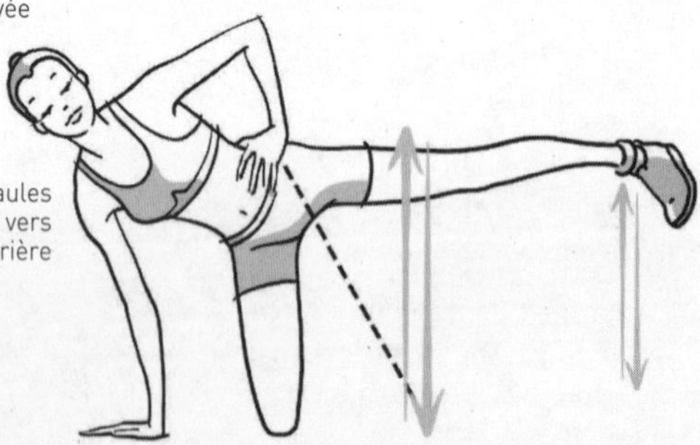

➔ pour bien se placer

➔À genoux, basculez sur un côté en prenant appui sur le sol avec la main.

➔Élevez la jambe tendue opposée à la main d'appui.

➔Alternez à votre rythme 1 élévation de cette jambe sur le côté et 1 élévation devant vous.**

VEILLEZ À...

• Garder sur la même ligne la main d'appui, le genou et la jambe active.
• Ne pas laisser retomber lourdement le pied actif sur le sol à chaque mouvement.
• Monter la jambe le plus haut possible pour optimiser la technique.

➔ pour bien respirer

Inspirez par le nez en descendant la jambe active et expirez par la bouche en la montant.

➔ répétitions

- ➔Vous êtes entraînée : faites 2 séries de 20 élévations alternées pour chaque jambe.
- ➔Vous reprenez l'entraînement : faites 2 séries de 12 élévations alternées pour chaque jambe.

➔ les bienfaits de l'exercice

Il tonifie tous les muscles fessiers, raffermit également les cuisses, ainsi que les muscles adducteurs.

➔ deux variantes

- ➔Faites 2 séries de 20 élévations alternées de la jambe, avec le pied actif dirigé vers le haut.***
- ➔Faites 40 élévations alternées de la jambe, en enchaînant 4 mouvements rapides et 4 mouvements lents.**

Efforcez-vous de continuer l'exercice malgré l'inconfort qui survient au bout d'un moment.

POUR LES DOS FRAGILES

Pratiquez une rétroversion du bassin (pubis poussé vers l'avant).

QUESTION/ RÉPONSE

Doit-on beaucoup éloigner le bras d'appui du corps ?

Non ! Il faut positionner le bras d'appui de façon à ce que la cuisse d'appui soit perpendiculaire au sol.

4 élévations arrière de la jambe fléchie

Pour tonifier les fessiers.

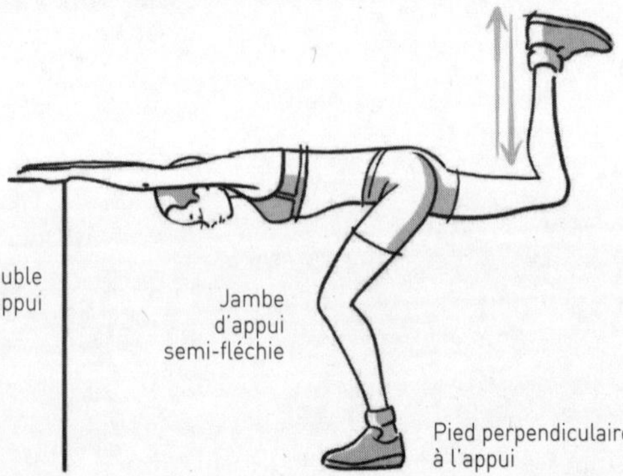

pour bien se placer

→ Debout, placez les mains en appui sur un meuble devant vous.

→ Fléchissez la jambe d'appui.

→ Faites des élévations vers l'arrière de l'autre jambe, en la gardant fléchie.*

VEILLEZ À...

• Conserver un angle constant entre le derrière de la cuisse et le mollet.
• Monter bien haut la jambe à l'arrière.
• Avoir le dos le plus droit possible.

---

pour bien respirer

Inspirez par le nez et expirez par la bouche le plus lentement possible.

répétitions

→ Vous êtes entraînée : faites 2 séries de 30 élévations pour chaque jambe.

→ Vous reprenez l'entraînement : faites 2 séries de 15 élévations pour chaque jambe.

les bienfaits de l'exercice

Il tonifie tout le milieu de la fesse de bas en haut.

deux variantes

→ Faites 2 séries de 20 élévations pour chaque jambe en alternant 1 petite élévation et 1 grande.*

→ Faites 2 séries de 20 élévations pour chaque jambe en alternant les mouvements jambe tendue et jambe fléchie.*

Efforcez-vous de continuer l'exercice malgré l'inconfort qui survient au bout d'un moment.

POUR LES DOS FRAGILES

Faites une rétroversion du bassin (poussée vers l'avant).

QUESTION/ RÉPONSE

Doit-on ramener le genou actif vers l'avant ?

Non ! La jambe doit être à l'arrière en permanence.

5 stretching : étirements des bras devant soi

Pour allonger les muscles, éviter les courbatures et se détendre.

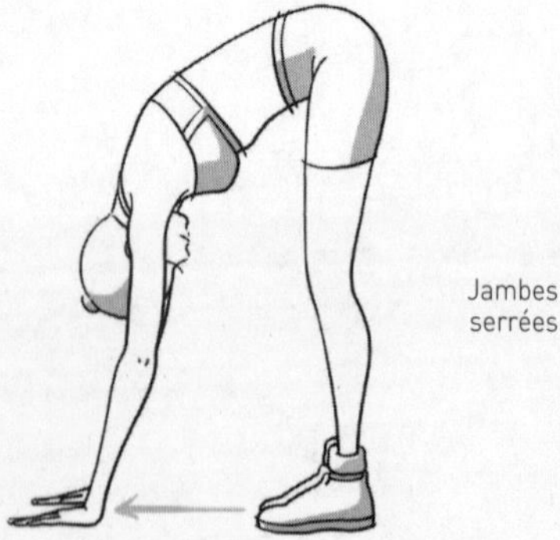

➔ pour bien se placer

- ➔ Debout, jambes tendues et serrées, fléchissez le buste vers l'avant.
- ➔ Placez les mains sur le sol.
- ➔ Étirez les mains le plus loin possible devant vous pendant 15 secondes.*

VEILLEZ À…

Conserver la tête baissée afin de ne pas casser la nuque.

➔ pour bien respirer

Inspirez par le nez et expirez par la bouche le plus lentement possible.

répétitions

→ Vous avez l'habitude : faites 2 étirements.

→ Vous n'avez pas l'habitude : enchaînez 4 étirements.

les bienfaits de l'exercice

Il assouplit efficacement le dos, principalement la région lombaire et les épaules.

deux variantes

→ Faites 2 étirements de 20 secondes chacun avec les jambes écartées.**

→ Faites en alternance 2 étirements de 10 secondes pour chaque bras.*

N'oubliez pas de vous décontracter pendant une dizaine de secondes entre chaque posture et de vous redresser lentement.

POUR LES DOS FRAGILES

- Placez un tapis ou une serviette sous les talons.
- Étirez le dos progressivement et le plus lentement possible.
- Fléchissez légèrement les jambes.

QUESTION/ RÉPONSE

L'exercice est-il aussi efficace si l'on croise les chevilles au lieu de les mettre l'une derrière l'autre ?

Non ! La position décrite ci-dessus est plus difficile, mais aussi plus performante.

programme du jeudi en 10 minutes

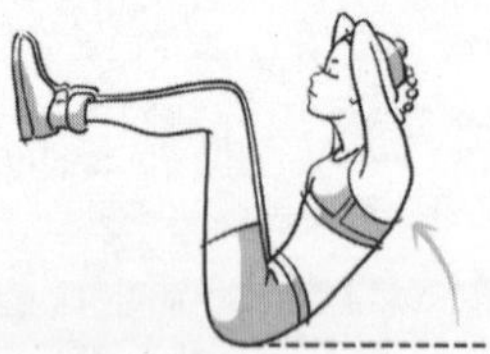

EXERCICE 1

Relevés de buste avec les jambes écartées**

Pour tonifier les abdominaux.

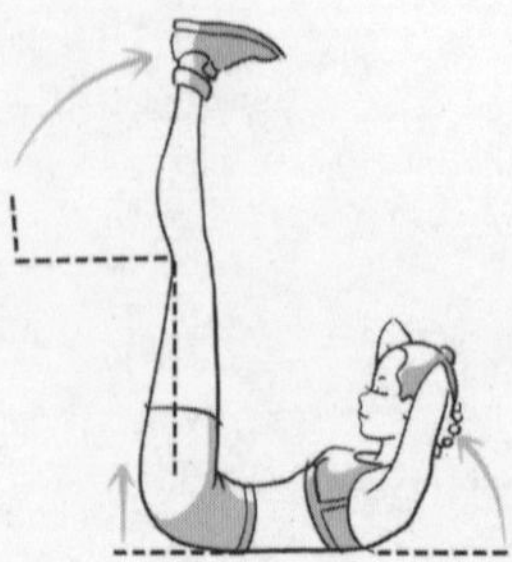

EXERCICE 2

Flexions-extensions des jambes à la verticale*

Pour tonifier les abdominaux.

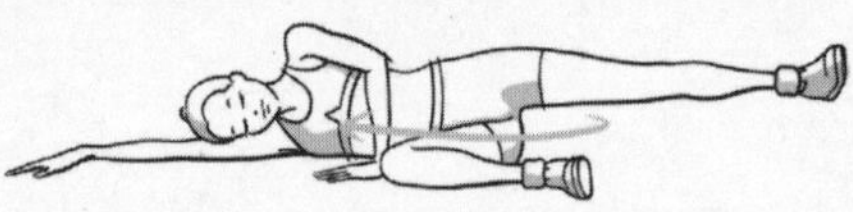

EXERCICE 3

Déplacements parallèles au sol de la jambe supérieure*

Pour tonifier les fessiers.

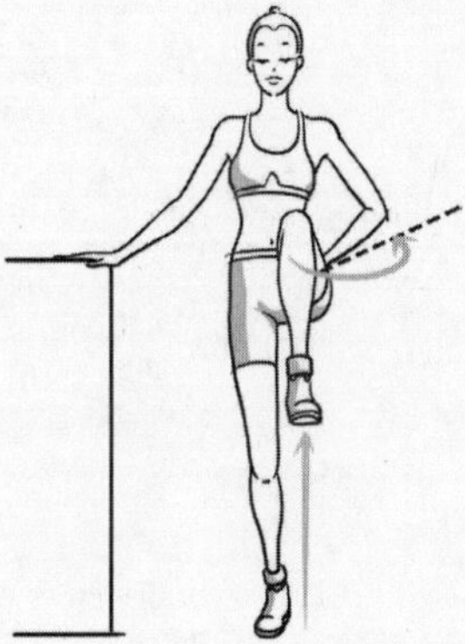

EXERCICE 4

Flexions-extensions d'une jambe*

Pour tonifier les fessiers.

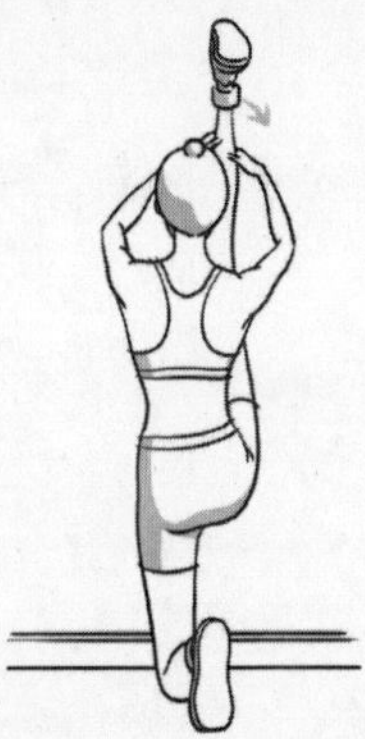

STRETCHING

Étirements d'une jambe en appui contre un mur***

Pour allonger les muscles, éviter les courbatures et se détendre.

1 relevés du buste avec les jambes écartées

Pour tonifier les abdominaux.

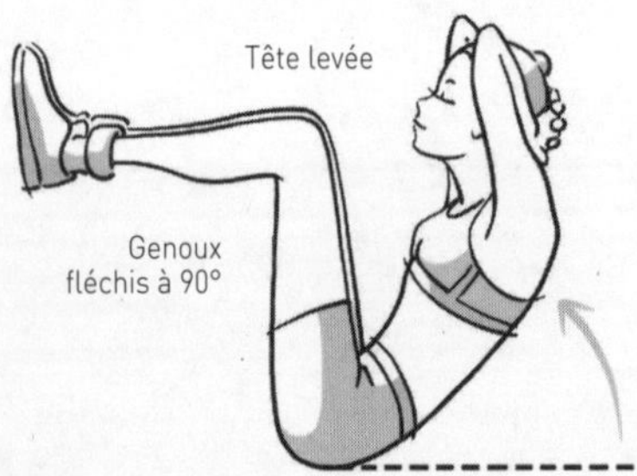

VEILLEZ À...

- Ne pas trop arrondir le dos en vous relevant.
- Prendre le moins d'élan possible.
- Maintenir les jambes parfaitement immobiles.

QUESTION/ RÉPONSE

Peut-on tendre les jambes en redressant le buste ?

Cela n'est pas mauvais en soi, mais la technique est plus efficace si l'on conserve les jambes immobiles, fléchies et écartées.

pour bien se placer

→Allongez-vous sur le dos.

→Pliez vos jambes à la verticale, écartez-les en plaçant les mollets parallèles au sol. Entrelacez les doigts derrière la nuque.

→Faites des relevés de buste à votre rythme en vous redressant le plus possible.**

pour bien respirer

Inspirez par le nez en redescendant le buste. Expirez par la bouche en le redressant.

➔ répétitions

→Vous êtes entraînée : faites 2 séries de 20 relevés de buste.

→Vous reprenez l'entraînement : faites 2 séries de 12 relevés de buste.

➔ les bienfaits de l'exercice

Il renforce les abdominaux faciaux du thorax.

POUR LES DOS FRAGILES

• Coincez éventuellement les pieds sous un meuble.

• Conservez le dos droit en permanence, même si vous vous relevez peu : ce qui importe, c'est la contraction abdominale effectuée dans une position correcte.

➔ deux variantes

→Faites 20 relevés de buste alternés à droite et à gauche.**

→Faites 30 relevés de buste en alternant un relevé incomplet et un relevé complet.**

Pensez à bien rentrer le ventre pendant la pratique de cet exercice.

2 flexions extensions des jambes à la verticale

Pour tonifier les abdominaux.

pour bien se placer

→ Allongez-vous sur le dos et placez vos jambes serrées parallèles au sol.

→ Relevez le buste puis maintenez-le immobile.

→ Pratiquez à votre rythme des élévations des jambes tendues à la verticale et du bassin.*

VEILLEZ À...

- Ne pas prendre trop d'élan.
- Garder les jambes à la verticale pour éviter de cambrer le dos.
- Toujours ramener les mollets parallèles au sol après chaque élévation.

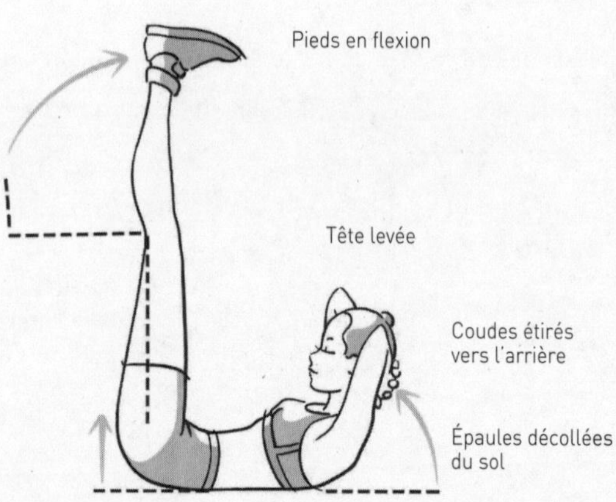

➔ pour bien respirer

Inspirez par le nez en redescendant le bassin. Expirez par la bouche en l'élevant.

➔ répétitions

→Vous êtes entraînée : faites 2 séries de 20 élévations du bassin.

→Vous reprenez l'entraînement : faites 2 séries de 12 élévations du bassin.

➔ les bienfaits de l'exercice

→Il entraîne les muscles abdominaux à répondre à un effort peu habituel.

→Il raffermit tous les abdominaux de face.

➔ deux variantes

→Faites 2 séries de 20 élévations du bassin en alternant une grande élévation du bassin et une petite.*

→Faites 2 séries de 20 élévations du bassin en alternant une élévation des jambes écartées avec une élévation des jambes serrées.*

Pensez à bien rentrer le ventre pendant la pratique de cet exercice.

POUR LES DOS FRAGILES

• Placez un coussin sous les hanches et un autre sous la tête.
• Gardez la tête sur le coussin.
• Placez les bras en croix.

QUESTION/ RÉPONSE

L'exercice est-il bien moins efficace si l'on repose la tête sur le sol en permanence ?

Oui ! Car, dans ce cas, il exerce moins le haut des muscles abdominaux. Mais ce n'est pas déconseillé pour autant.

3 déplacements parallèles au sol de la jambe supérieure

Pour tonifier les fessiers.

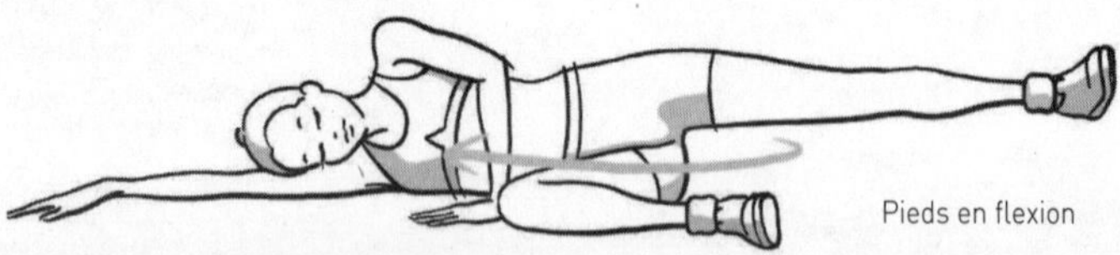

pour bien se placer

→ Allongez-vous sur le côté, les jambes dans le prolongement du corps.

→ Repliez la jambe inférieure vers le thorax.

→ Déplacez ainsi la jambe supérieure parallèlement au sol, d'arrière en avant et inversement, sur un rythme lent.*

VEILLEZ À...

- Conserver le dos bien droit.
- Garder le genou inactif près du thorax.
- Conserver la jambe active en parfaite extension.
- Travailler sur un rythme constant.

pour bien respirer

Inspirez par le nez en éloignant la jambe. Expirez par la bouche en la rapprochant.

➔ répétitions

→Vous êtes entraînée : faites 2 séries de 30 déplacements pour chaque jambe.

→Vous reprenez l'entraînement : faites 2 séries de 15 déplacements pour chaque jambe.

➔ les bienfaits de l'exercice

Il raffermit essentiellement la partie médiane de la région fessière.

➔ deux variantes

→Faites 2 séries de 30 déplacements en alternant 2 mouvements rapides avec 2 lents.*

→Faites 2 séries de 20 déplacements en alternant 1 mouvement au raz du sol avec 1 mouvement plus élevé.*

Efforcez-vous de continuer l'exercice malgré l'inconfort qui survient au bout d'un moment.

POUR LES DOS FRAGILES

• Travaillez sur une moquette ou un tapis confortable.
• Ne ramenez pas trop la jambe vers l'arrière.

QUESTION/ RÉPONSE

À quelle hauteur du sol la jambe active doit-elle être ?

À environ 40 cm.

4 flexions extensions d'une jambe

Pour tonifier les fessiers.

pour bien se placer

→ Debout, une main en appui sur un meuble, fléchissez une jambe.

→ Élevez l'autre jambe fléchie devant vous, puis étirez cette jambe en extension vers l'arrière, en gardant le dos droit.*

VEILLEZ À...

- Garder la jambe d'appui fléchie et immobile.
- Élever le genou actif le plus haut possible.
- Garder le mollet actif bien perpendiculaire au sol.

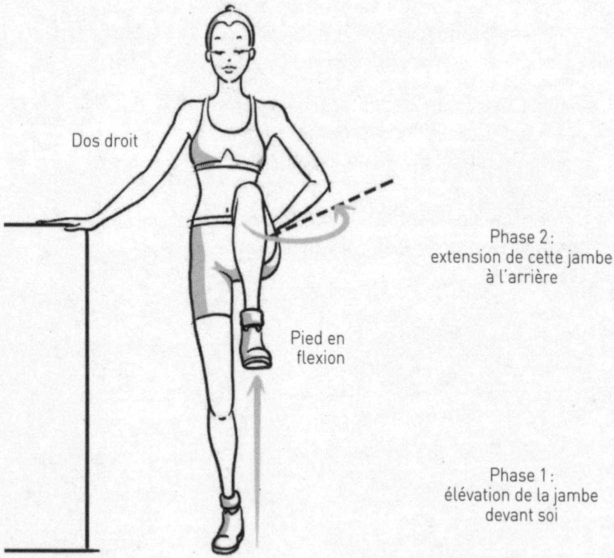

➔ pour bien respirer

Inspirez par le nez et expirez par la bouche lentement.

➔ répétitions

→Vous êtes entraînée : faites 2 séries de 30 flexions extensions pour chaque jambe.

→Vous reprenez l'entraînement : faites 2 séries de 20 flexions extensions pour chaque jambe.

➔ les bienfaits de l'exercice

Il raffermit et étire les parties médiane et basse des fessiers.

➔ deux variantes

→Faites 2 séries de 40 flexions extensions pour chaque jambe en alternant 1 grande élévation et 1 petite.**

→Faites 2 séries de 40 flexions extensions pour chaque jambe en alternant 1 élévation en avant et 1 sur le côté.**

Efforcez-vous de continuer l'exercice malgré l'inconfort qui survient au bout d'un moment.

POUR LES DOS FRAGILES

• Faites une rétroversion du bassin (poussée du pubis vers l'avant).
• Travaillez avec lenteur.

QUESTION/ RÉPONSE

Doit-on contracter en permanence les muscles des fessiers pendant toute la réalisation de cette technique ?

Absolument !

5 stretching : étirements d'une jambe en appui contre un mur

Pour allonger les muscles, éviter les courbatures et se détendre.

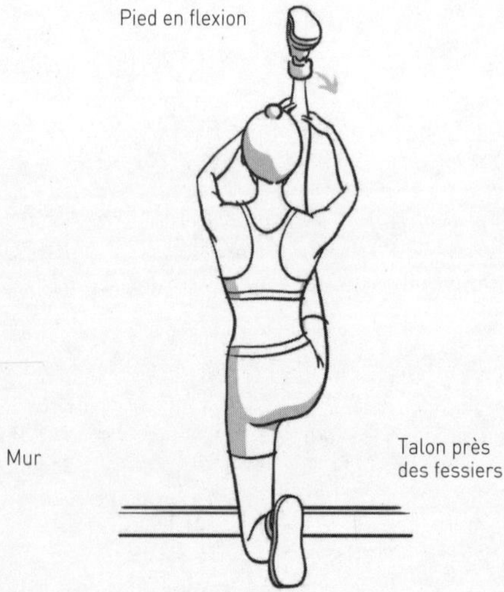

pour bien se placer

→ Mettez-vous à genoux face à un mur et placez un talon contre le mur.

→ Élevez ce talon le plus haut possible en rapprochant le bassin du mur au maximum.

→ Gardez cette position 30 secondes.***

VEILLEZ À...

- Avoir le dos le plus droit possible
- Avoir la jambe à étirer très tendue.

➔ pour bien respirer

Inspirez par le nez et expirez par la bouche le plus lentement possible.

➔ répétitions

→ Vous avez l'habitude : faites 2 étirements pour chaque jambe.

→ Vous n'avez pas l'habitude : enchaînez 3 étirements pour chaque jambe.

➔ les bienfaits de l'exercice

Il assouplit efficacement l'arrière des cuisses.

➔ deux variantes

→ Alternez 2 postures de 30 secondes pour chaque jambe, avec la jambe inactive fléchie et écartée.***

→ Alternez 4 postures de 30 secondes pour chaque jambe, en écartant et en tendant la jambe inactive.***

N'oubliez pas de vous décontracter pendant une dizaine de secondes entre chaque posture.

POUR LES DOS FRAGILES

- Étirez la tête vers le haut en permanence.
- Asseyez-vous sur un coussin.

QUESTION/ RÉPONSE

Peut-on se pencher un peu vers l'arrière ?

Il vaut mieux essayer de conserver le dos bien droit. Toutefois, cela ne prête pas à conséquence puisque l'on ne peut pas cambrer.

programme du vendredi en 10 minutes

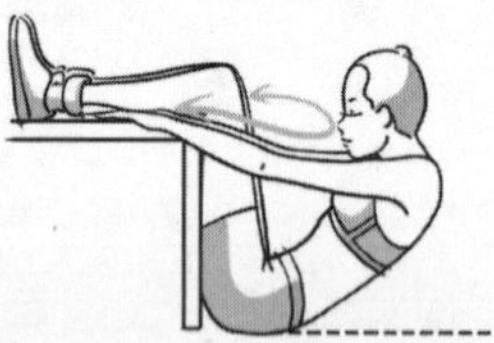

EXERCICE 1

Relevés du buste à gauche et à droite**

Pour tonifier les abdominaux.

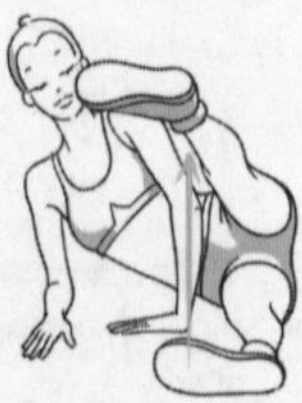

EXERCICE 2

Battements de la jambe inférieure vers la jambe supérieure**

Pour tonifier les abdominaux.

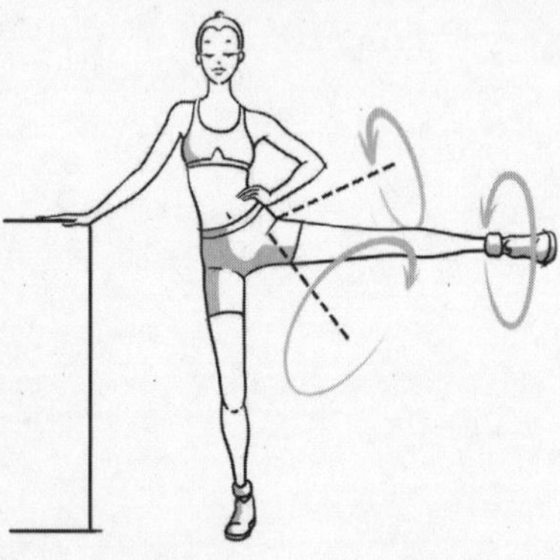

EXERCICE 3

Cercles de la jambe en avant, sur le côté et en arrière**

Pour tonifier les fessiers.

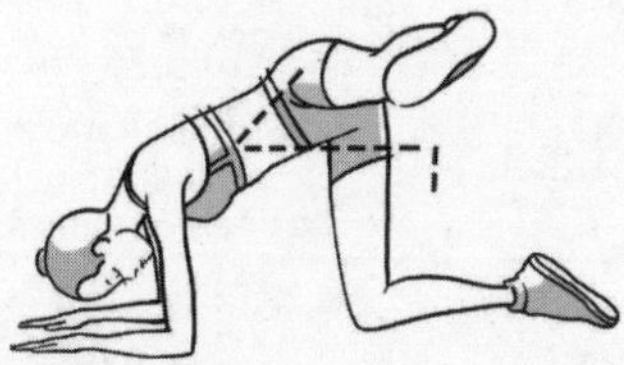

EXERCICE 4

Flexions-extensions de la jambe sur le côté*

Pour tonifier les fessiers.

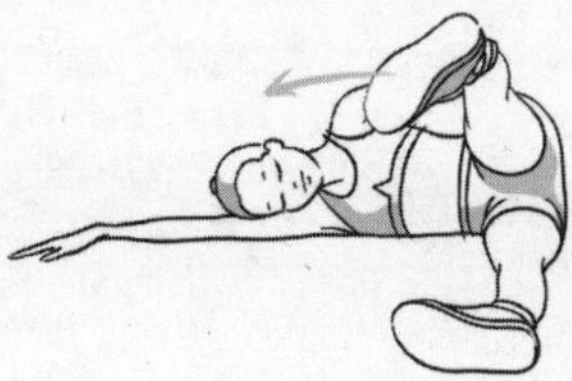

STRETCHING

Ramenés de la jambe vers le visage*

Pour allonger les muscles, éviter les courbatures et se détendre.

1 relevés du buste à gauche et à droite

Pour tonifier les abdominaux.

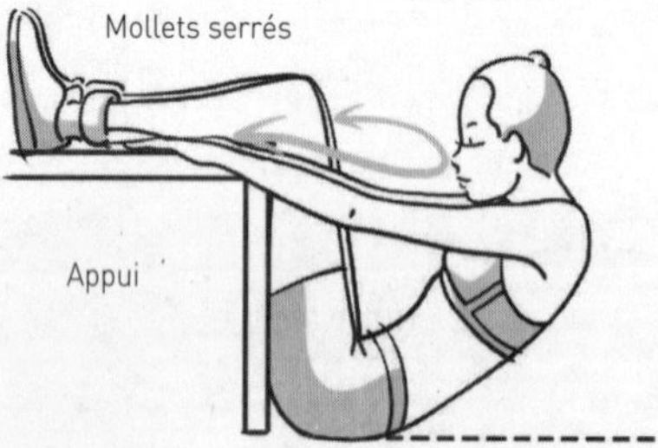

VEILLEZ À...

- Garder en permanence le menton contre la poitrine.
- Conserver les coudes étirés constamment.
- Redresser le buste en gardant le dos plat.

pour bien se placer

→Face à une chaise, allongez-vous sur le dos, les bras dans le prolongement du corps.

→Serrez les mollets sur la chaise.

→Avec les mains, touchez le dessus de la chaise de chaque côté des jambes. Travaillez à votre rythme.**

QUESTION/ RÉPONSE

Peut-on prendre de l'élan pour que cela soit plus facile ?

Oui ! Mais il est cependant recommandé de bien contrôler la technique.

pour bien respirer

Inspirez par le nez en redescendant le buste. Expirez par la bouche en le relevant.

répétitions

→Vous êtes entraînée : faites 2 séries de 20 relevés de buste.

→Vous reprenez l'entraînement : faites 2 séries de 12 relevés de buste.

les bienfaits de l'exercice

Il raffermit l'ensemble des muscles abdominaux de face.

POUR LES DOS FRAGILES

- Relevez lentement le buste, sans forcer.
- Reposez la tête sur un coussin après chaque relevé.

deux variantes

→Faites 2 séries de 20 relevés de buste en alternant les mouvements à droite et à gauche.**

→Faites 2 séries de 20 relevés de buste en écartant les jambes au maximum de chaque côté de la chaise à chaque relevé.**

Pensez à bien rentrer le ventre pendant la pratique de cet exercice.

2 battements de la jambe inférieure vers la jambe supérieure

Pour tonifier les abdominaux.

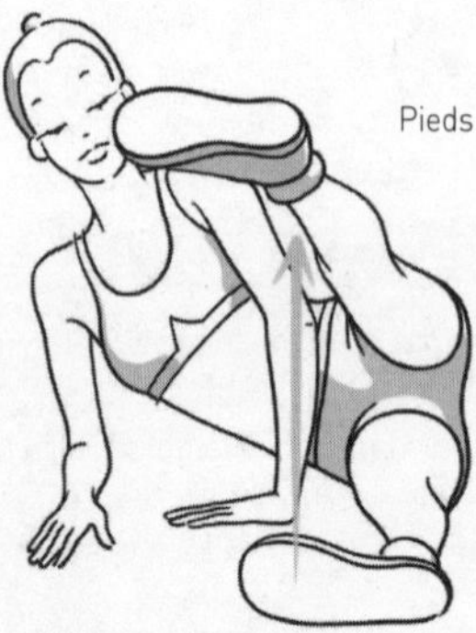

pour bien se placer

→Allongez-vous sur le côté et ramenez vos jambes tendues à angle droit avec le buste.

→Placez-vous en appui sur un avant-bras.

→Faites des petits battements pour ramener la jambe inférieure vers la jambe supérieure à un rythme dynamique.**

VEILLEZ À...

- Conserver le dos bien droit.
- Contracter le ventre en permanence.

➔ pour bien respirer

Inspirez par le nez et expirez par la bouche le plus lentement possible.

➔ répétitions

→Vous êtes entraînée : faites 2 séries de 30 battements pour chaque jambe.

→Vous reprenez l'entraînement : faites 2 séries de 15 battements pour chaque jambe.

➔ les bienfaits de l'exercice

Il renforce les muscles, fessiers, adducteurs et abdominaux latéraux et faciaux.

➔ deux variantes

→Faites 2 séries de 30 battements pour chaque jambe en alternant 2 battements très lents avec 2 rapides.**

→Faites 2 séries de 30 battements en serrant les jambes puis en les écartant. Changez de côté.**

Pensez à bien rentrer le ventre pendant la pratique de cet exercice.

POUR LES DOS FRAGILES

• Reposez la jambe active à chaque fois sur le sol.
• Ramenez au maximum les jambes vers la poitrine.

QUESTION/ RÉPONSE

Peut-on fléchir les jambes ?

Si possible, non ! Cela retire beaucoup d'efficacité à la technique.

③ cercles de la jambe en avant, sur le côté et en arrière

Pour tonifier les fessiers.

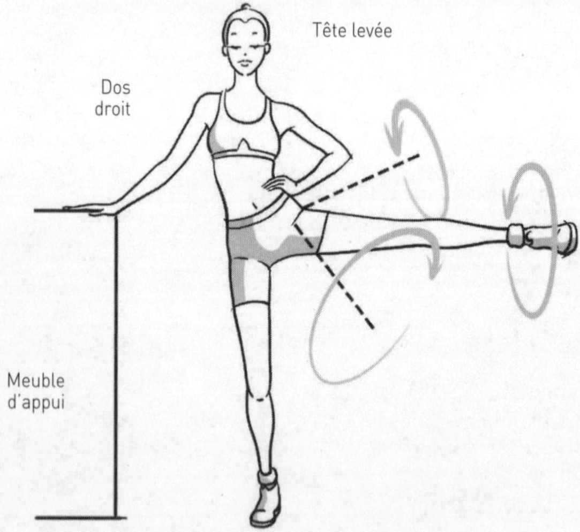

➔ pour bien se placer

→Debout, placez-vous de profil par rapport à un meuble d'appui et fléchissez la jambe d'appui.

→Tendez l'autre jambe et réalisez des cercles devant vous, sur le côté et en arrière, sur un rythme lent.**

VEILLEZ À...

- Conserver le dos parfaitement droit et immobile.
- Garder la jambe active en hyperextension.
- Réaliser les cercles le plus lentement possible.

pour bien respirer

Inspirez par le nez et expirez par la bouche le plus lentement possible.

répétitions

→ Vous êtes entraînée : faites 2 fois 10 enchaînements (1 enchaînement = 1 cercle devant, 1 sur le côté et 1 en arrière) dans un sens et dans l'autre pour chaque jambe.

→ Vous reprenez l'entraînement : faites 2 fois 5 enchaînements dans un sens et dans l'autre pour chaque jambe.

les bienfaits de l'exercice

Il raffermit l'ensemble de la région fessière, ainsi que l'intérieur et l'extérieur des cuisses : c'est un exercice complet !

deux variantes

→ Faites 2 séries de 10 enchaînements en alternant un dans un sens et un dans l'autre pour chaque jambe.**

→ Faites 2 séries de 10 enchaînements en alternant un rapide et un lent dans les 2 sens pour chaque jambe.**

Efforcez-vous de continuer l'exercice malgré l'inconfort qui survient au bout d'un moment.

POUR LES DOS FRAGILES

- Fléchissez au maximum la jambe d'appui.
- Placez le bassin en rétroversion (poussé du pubis vers l'avant).

QUESTION/ RÉPONSE

Peut-on réaliser l'exercice face au meuble, les mains en appui devant soi, penchée vers l'avant ?

Oui ! Mais avec la jambe d'appui fléchie et le dos bien droit.

4 flexions extensions de la jambe sur le côté

Pour tonifier les fessiers.

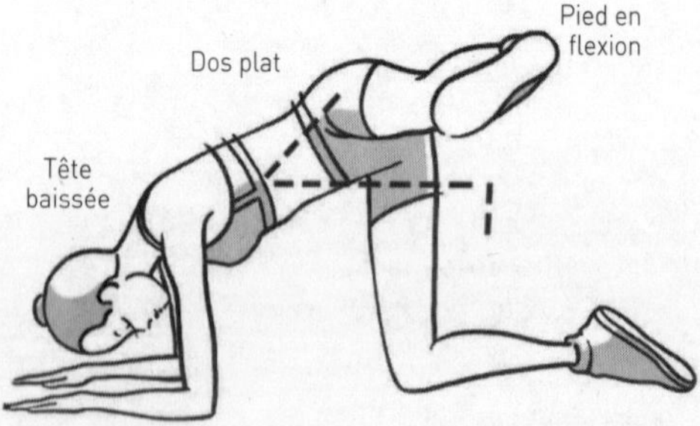

pour bien se placer

→ Mettez-vous à quatre pattes en appui sur les avant-bras.

→ Faites des flexions extensions sur le côté, une jambe après l'autre et à votre rythme.*

pour bien respirer

Inspirez par le nez et expirez par la bouche le plus lentement possible.

VEILLEZ À...

- Avoir les bras et les cuisses perpendiculaires au sol.
- Tendre la jambe active au maximum sur le côté.

➔ répétitions

- ➔Vous êtes entraînée : faites 2 séries de 30 flexions extensions pour chaque jambe.
- ➔Vous reprenez l'entraînement : faites 2 séries de 15 flexions extensions pour chaque jambe.

➔ les bienfaits de l'exercice

Il raffermit les parties extérieures des fessiers, ainsi que l'intérieur des cuisses.

➔ deux variantes

- ➔Faites 2 séries de 30 flexions extensions en alternant 2 flexions extensions pour une jambe et 2 flexions extensions pour l'autre.**
- ➔Faites 20 flexions extensions pour chaque jambe, en alternant 1 flexion-extension vers le haut et 1 vers le bas.**

Efforcez-vous de continuer l'exercice malgré l'inconfort qui survient au bout d'un moment.

POUR LES DOS FRAGILES

N'élevez pas trop haut la jambe d'action.

QUESTION/ RÉPONSE

Peut-on se mettre en appui sur les mains au lieu des avant-bras ?

Absolument pas ! Il est tout à fait déconseillé de le faire en raison de la cambrure lombaire que cette position engendre.

5 stretching : ramenés de la jambe vers le visage

Pour allonger les muscles, éviter les courbatures et se détendre.

➔ pour bien se placer

→Allongez-vous sur un côté, jambes tendues l'une sur l'autre.

→Placez la tête en repos sur le bras.

→Avec la main droite, ramenez la jambe droite vers le visage pendant 15 secondes, puis inversez la position.*

VEILLEZ À…

- Garder la jambe du bas au sol, sans la décoller.
- Ramener la jambe d'action avec douceur et progressivement.

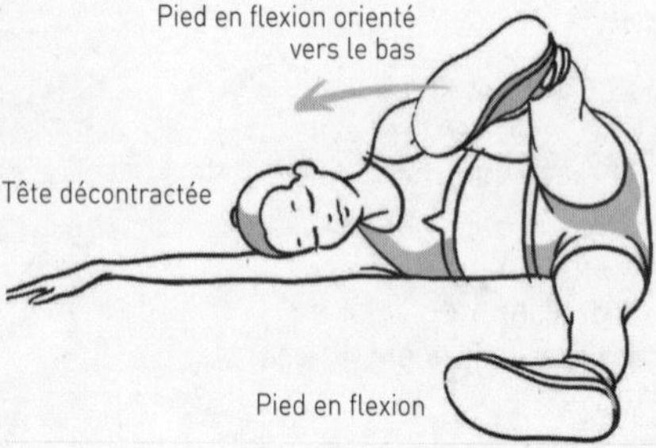

➔ pour bien respirer

Inspirez par le nez et expirez par la bouche le plus lentement

possible.

➔ répétitions

- →Vous avez l'habitude : faites 1 posture de chaque côté.
- →Vous n'avez pas l'habitude : enchaînez 2 postures de chaque côté.

➔ les bienfaits de l'exercice

Il étire les muscles du derrière de la jambe, de la cuisse et des fessiers.

➔ deux variantes

- →Faites 2 postures de chaque côté en décollant du sol la jambe étirée.**
- →Faites 2 postures de chaque côté avec le pied de la jambe étirée en extension à votre rythme, puis 30 fois très lentement.**

N'oubliez pas de vous décontracter pendant une dizaine de secondes entre chaque posture.

POUR LES DOS FRAGILES

Faites une rétroversion du bassin (poussée du pubis vers l'avant).

QUESTION/ RÉPONSE

Arrive-t-on au même résultat si l'on ramène la jambe avec les deux mains au lieu d'une seule ?

Oui ! Surtout si l'on conserve le dos parfaitement droit, ce qui est moins facile.

programme du samedi en 10 minutes

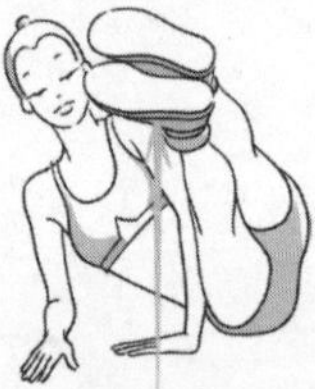

EXERCICE 1

Cercles des jambes tendues (ou légèrement fléchies)***

Pour tonifier les abdominaux.

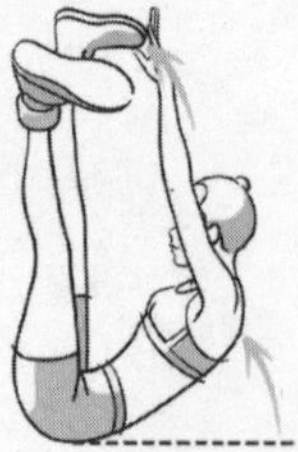

EXERCICE 2

Main touchant le pied opposé**

Pour tonifier les abdominaux.

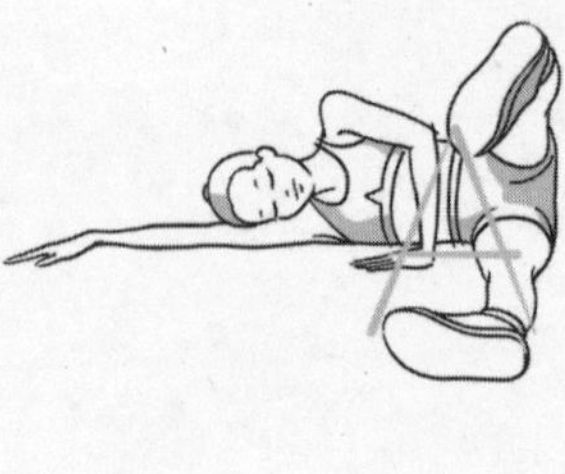

EXERCICE 3

Dessiner l'alphabet avec la jambe supérieure**

Pour tonifier les fessiers.

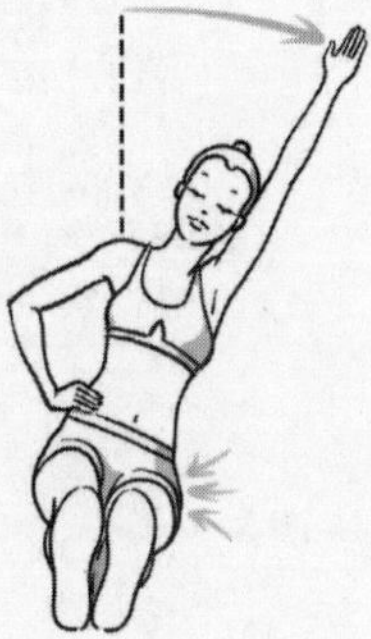

EXERCICE 4

Contractions alternées des fessiers avec bascule du corps*

Pour tonifier les fessiers.

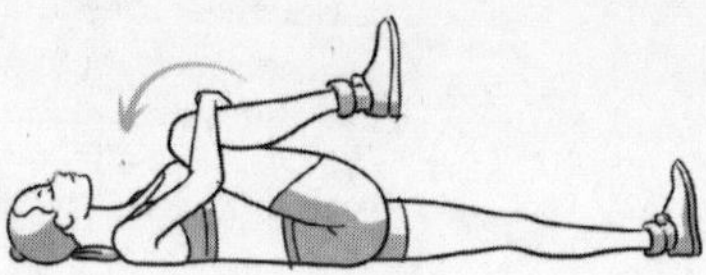

STRETCHING

Ramenés d'un genou contre la poitrine*

Pour allonger les muscles, éviter les courbatures et se détendre.

1 cercles des jambes tendues (ou légèrement fléchies)

Pour tonifier les abdominaux.

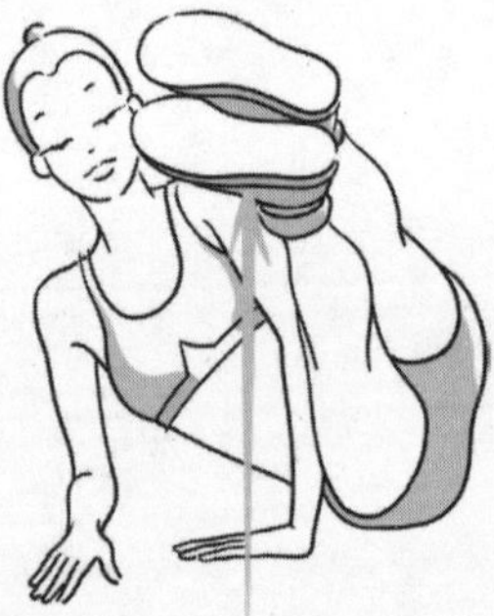

VEILLEZ À...

- Travailler sur un rythme régulier.
- Faire des cercles symétriques.

QUESTION/ RÉPONSE

Peut-on fléchir légèrement les jambes si cet exercice semble trop difficile ?

Oui, mais cela enlève quand même une grande part d'efficacité à la technique.

➔ pour bien se placer

→ Allongez-vous sur le sol, sur le côté, en appui sur un avant-bras.

→ Ramenez les jambes serrées et tendues à angle droit avec le buste.

→ Prenez appui sur l'avant-bras et soulevez les jambes.

→ Faites des petits cercles à votre rythme en gardant les jambes serrées.***

➔ pour bien respirer

Inspirez par le nez et expirez par la bouche le plus lentement possible.

➔ répétitions

→Vous êtes entraînée : faites 2 séries de 10 cercles dans un sens et 10 cercles dans l'autre pour chaque côté.

→Vous reprenez l'entraînement : faites 2 séries de 5 cercles dans un sens et 5 cercles dans l'autre pour chaque côté.

➔ les bienfaits de l'exercice

Il exerce principalement les muscles abdominaux latéraux.

POUR LES DOS FRAGILES

- Reposez les jambes sur le sol après chaque cercle si nécessaire.
- Placez un coussin sous la hanche d'appui.

➔ deux variantes

→Faites 2 séries de 10 cercles dans un sens et dans l'autre pour chaque côté, en décollant les jambes.**

→Faites 2 séries de 10 cercles dissociés des jambes dans un sens et dans l'autre pour chaque côté.**

Pensez à bien rentrer le ventre pendant la pratique de cet exercice.

2 main touchant le pied opposé

Pour tonifier les abdominaux.

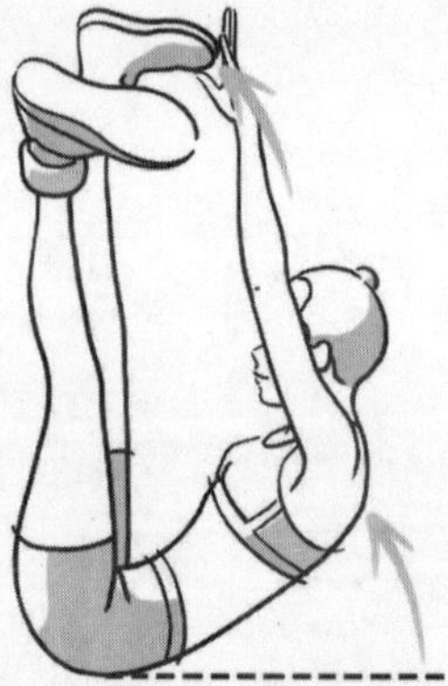

pour bien se placer

→Allongez-vous sur le dos et placez les jambes écartées et tendues en élévation. Maintenez-les immobiles.

→Relevez le buste.

→Allez toucher le pied gauche avec la main droite, et inversement, sur un rythme dynamique.**

VEILLEZ À...

- Garder les jambes immobiles.
- Garder le menton contre la poitrine pour éviter une lordose cervicale.

pour bien respirer

Inspirez par le nez en redescendant le buste et expirez par la bouche en le redressant pour toucher le pied.

➔ répétitions

➔ Vous êtes entraînée : faites 2 séries de 20 relevés de buste alternés.

➔ Vous reprenez l'entraînement : faites 2 séries de 12 relevés de buste alternés.

➔ les bienfaits de l'exercice

Il raffermit essentiellement le bas du muscle abdominal grand droit, c'est-à-dire la région du ventre, mais aussi la région stomacale.

➔ deux variantes

➔ Faites 2 séries de 20 relevés de buste alternés en touchant chaque pied avec les deux mains.**

➔ Faites 2 séries de 20 relevés de buste alternés en touchant avec les mains : d'abord le pied gauche, ensuite le sol entre les jambes, enfin le pied droit.**

Pensez à bien rentrer le ventre pendant la pratique de cet exercice.

POUR LES DOS FRAGILES

Travaillez avec lenteur et sans trop forcer. Si vous ne parvenez pas à toucher vos pieds, arrêtez-vous aux genoux.

QUESTION/ RÉPONSE

Doit-on écarter au maximum les jambes ?

Oui ! Car plus les jambes sont écartées, plus l'exercice est facile.

3 dessiner l'alphabet avec la jambe supérieure

Pour tonifier les fessiers

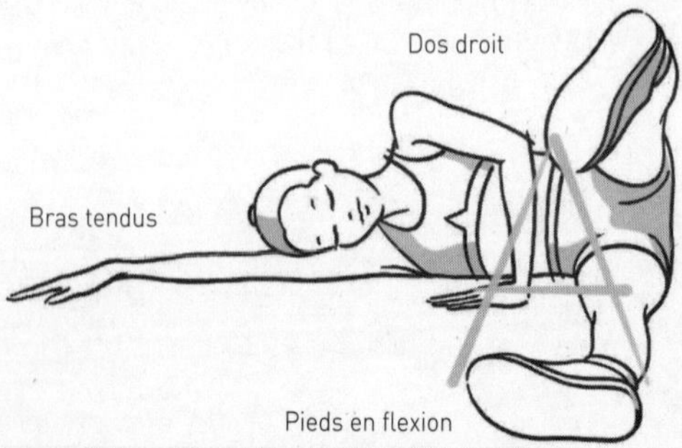

➔ pour bien se placer

→ Allongez-vous sur le côté en ramenant les jambes tendues perpendiculaires au buste.

→ Élevez la jambe supérieure de 40 cm environ.

→ Dessinez avec cette jambe les lettres de l'alphabet sur un rythme lent.**

VEILLEZ À...

- Tendre les jambes au maximum.
- Décontracter la tête.

➔ pour bien respirer

Inspirez par le nez et expirez par la bouche.

➔ répétitions

→ Vous êtes entraînée : dessinez les 20 premières lettres de l'alphabet avec chaque jambe.

→ Vous reprenez l'entraînement : dessinez les 10 premières lettres de l'alphabet avec chaque jambe.

➔ les bienfaits de l'exercice

Il entraîne l'ensemble des muscles fessiers. Il est complet !

➔ deux variantes

→ Dessinez les 10 premières lettres de l'alphabet à l'endroit, puis à l'envers.

→ Dessinez les 20 premières lettres de l'alphabet en alternant 2 lettres sur un rythme rapide et 2 lettres sur un rythme lent.

Efforcez-vous de continuer l'exercice malgré l'inconfort qui survient au bout d'un moment.

POUR LES DOS FRAGILES

- Ramenez au maximum les jambes vers le visage.
- Fléchissez la jambe en appui sur le sol.
- Placez un coussin sous la hanche d'appui.

QUESTION/ RÉPONSE

Pourquoi les chiffres ?

Parce que cela exerce un maximum de fibres musculaires dans toutes les directions : c'est un travail complet !

4 contractions alternées des fessiers avec bascule du corps

Pour tonifier les fessiers.

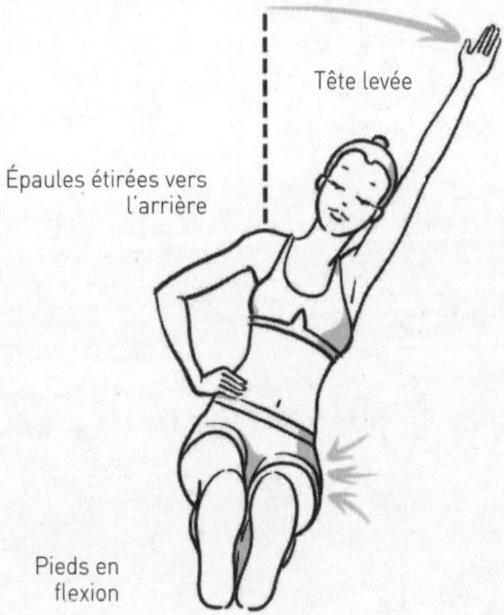

➔ pour bien se placer

→ Asseyez-vous, jambes tendues et serrées devant vous.

→ Contractez le fessier gauche pendant 5 secondes en basculant le corps à gauche et en élevant le bras gauche. Relâchez pendant 3 secondes, puis inversez avec l'autre fessier.**

VEILLEZ À...

- Ne pas prendre d'élan.
- Conserver le dos le plus droit possible.

pour bien respirer

Inspirez par le nez et expirez par la bouche le plus lentement possible.

répétitions

→ Vous êtes entraînée : faites 2 séries de 30 contractions alternées.

→ Vous reprenez l'entraînement : faites 2 séries de 15 contractions alternées.

les bienfaits de l'exercice

Il exerce les parties inférieures et médianes des muscles fessiers tout en améliorant l'équilibre.

deux variantes

→ Faites 30 contractions de 3 secondes des muscles fessiers et abdominaux.**

→ Alternez 1 contraction du fessier droit avec la main gauche posée sur le sol et 1 contraction du fessier gauche avec la main droite posée sur le sol. Faites ainsi 30 contractions de 3 secondes.**

Pensez à bien rentrer le ventre pendant la pratique de cet exercice.

POUR LES DOS FRAGILES

- Placez un coussin sous les fessiers.
- Posez les mains sur le sol.
- Faites des balancés de faible amplitude.

QUESTION/ RÉPONSE

Peut-on poser les mains en appui pour s'aider ?

Oui ! Si vous trouvez l'exercice trop difficile sans appui.

5 stretching : ramenés d'un genou contre la poitrine

Pour allonger les muscles, éviter les courbatures et se détendre.

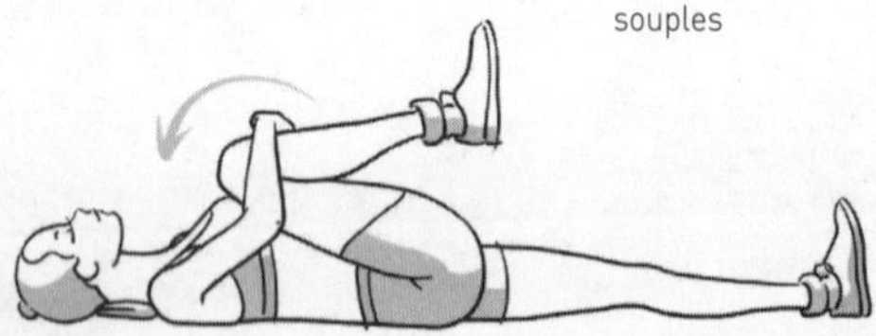

pour bien se placer

→ Allongez-vous sur le dos, jambes tendues et serrées, et ramenez le genou droit avec les mains contre la poitrine.

→ Maintenez cette posture 12 secondes.

→ Faites de même avec le genou gauche.*

VEILLEZ À...

Conserver toute la jambe tendue en contact avec le sol.

pour bien respirer

Inspirez par le nez et expirez par la bouche le plus lentement possible.

répétitions

→Vous avez l'habitude : faites 1 posture pour chaque jambe.

→Vous n'avez pas l'habitude : enchaînez 2 postures pour chaque jambe.

les bienfaits de l'exercice

Il étire la région lombaire et assouplit la flexion jambière.

deux variantes

→Ramenez 2 fois chaque genou fléchi vers l'épaule opposée.**

→Ramenez 2 fois chaque genou fléchi vers l'extérieur du corps.**

N'oubliez pas de vous décontracter pendant une dizaine de secondes entre chaque posture.

POUR LES DOS FRAGILES

- Placez un coussin sous la tête et un autre sous les hanches.
- Travaillez avec douceur et progressivement.
- Fléchissez légèrement la jambe sur le sol.

QUESTION/ RÉPONSE

Le genou doit-il toucher la poitrine ?

Oui !

semaine 3

programme du lundi en 10 minutes

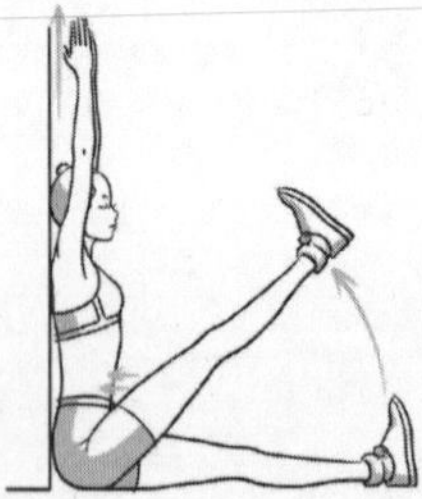

EXERCICE 1

Élévations d'une jambe en contractant les abdominaux**

Pour tonifier les abdominaux.

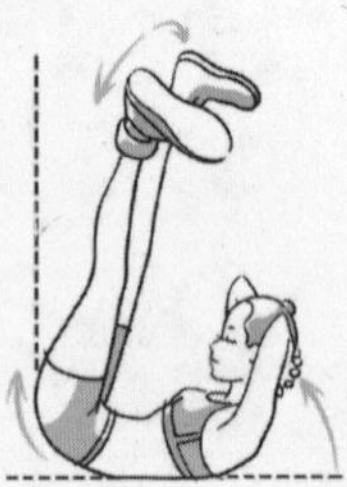

EXERCICE 2

Élévations du bassin à la verticale**

Pour tonifier les abdominaux.

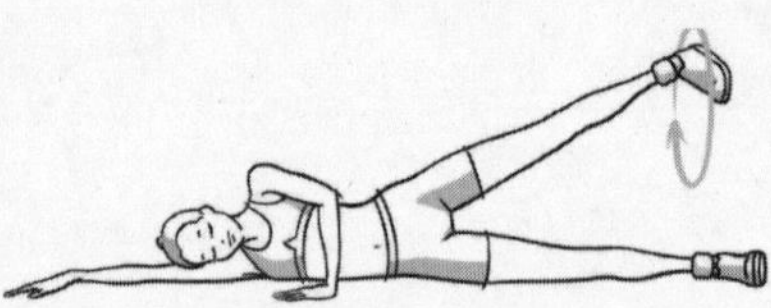

EXERCICE 3

Cercles de la jambe supérieure**

Pour tonifier les fessiers.

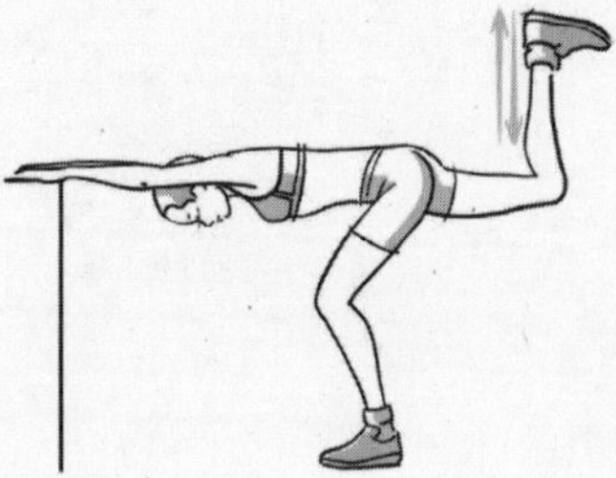

EXERCICE 4

Élévations de la jambe fléchie en arrière*

Pour tonifier les fessiers.

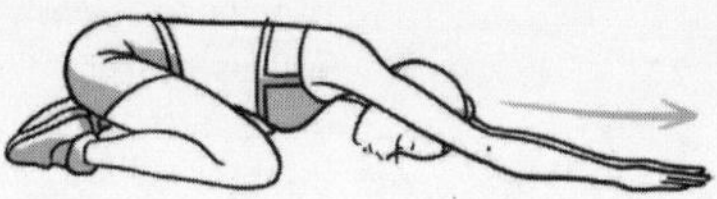

STRETCHING

Étirements des bras devant soi*

Pour allonger les muscles, éviter les courbatures et se détendre.

❶ élévations d'une jambe en contractant les abdominaux

Pour tonifier les abdominaux.

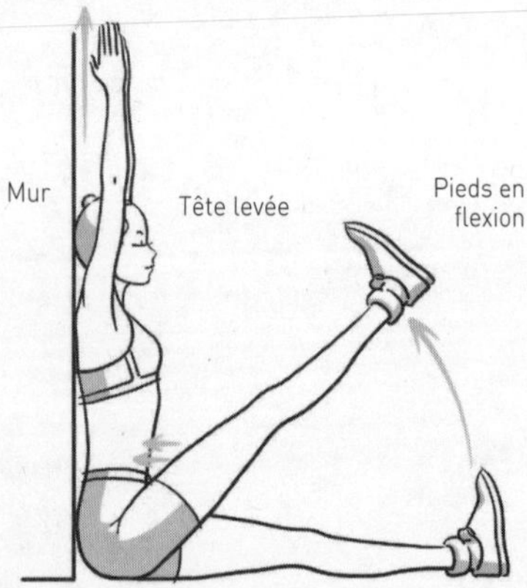

➔ pour bien se placer

→Asseyez vous en collant le dos contre un mur.

→Étirez les bras au maximum à la verticale.

→Tendez et serrez les jambes devant vous.

→Élevez une jambe tendue en contractant le ventre le plus possible à votre rythme.**

VEILLEZ À...

• Plaquer le dos, les épaules et les bras contre le mur.
• Garder les jambes tendues au maximum.

QUESTION/ RÉPONSE

Est-ce normal de ressentir davantage les effets de l'exercice dans la cuisse que dans le ventre ?

C'est normal au début, mais ensuite on ressent très bien l'efficacité de la technique au niveau du ventre.

pour bien respirer

Inspirez par le nez et expirez par la bouche le plus lentement possible.

POUR LES DOS FRAGILES
Étirez très progressivement les bras vers le haut.

répétitions

→Vous êtes entraînée : faites 2 séries de 20 élévations pour chaque jambe.

→Vous reprenez l'entraînement : faites 2 séries de 12 élévations pour chaque jambe.

les bienfaits de l'exercice

Il raffermit le ventre et les cuisses.

deux variantes

→Faites 2 séries de 30 élévations alternées des jambes.**

→Faites 2 séries de 20 élévations pour chaque jambe en alternant 1 grande élévation avec 1 petite.**

Pensez à bien rentrer le ventre pendant la pratique de cet exercice.

2 élévations du bassin à la verticale

Pour tonifier les abdominaux.

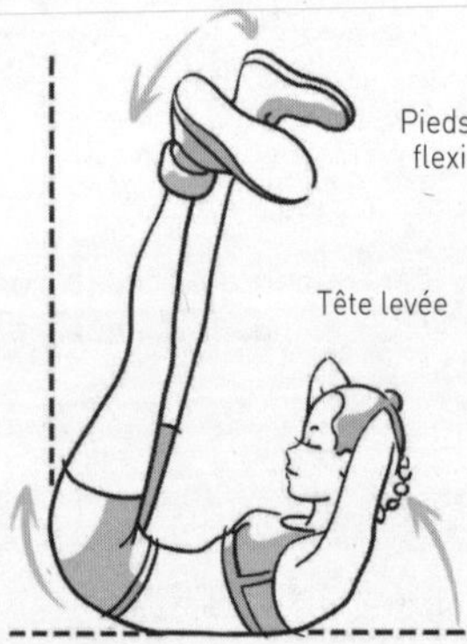

pour bien se placer

→ Allongez-vous sur le dos, buste relevé.

→ Élevez les jambes tendues à la verticale, puis écartez-les.

→ Remontez à votre rythme les jambes tendues et écartées en décollant bien le bassin. Resserrez-les lorsque le bassin est sur le sol.**

VEILLEZ À...

- Tendre les jambes au maximum.
- Bien les élever à la verticale.
- Conserver le buste relevé immobile.
- Bien rentrer le ventre pendant la pratique de l'exercice.

➔ pour bien respirer

Inspirez par le nez en redescendant le bassin. Expirez par la bouche en le montant.

➔ répétitions

→Vous êtes entraînée : faites 2 séries de 20 élévations du bassin.

→Vous reprenez l'entraînement : faites 2 séries de 12 élévations du bassin.

➔ les bienfaits de l'exercice

Il raffermit l'ensemble des abdominaux de face.

POUR LES DOS FRAGILES

• Placez un coussin sous la tête et un autre sous les hanches.
• Décontractez la tête sur le coussin.
• Élevez les jambes en les ramenant un peu vers le visage.

➔ deux variantes

→Soulevez 30 fois le bassin en croisant les chevilles à chaque élévation.**

→Soulevez 30 fois le bassin en alternant des mouvements vers la gauche et vers la droite.**

QUESTION/ RÉPONSE

Peut-on prendre de l'élan ?

Le moins possible. Il importe de contrôler au mieux l'élévation pour en renforcer l'efficacité.

3 cercles de la jambe supérieure

Pour tonifier les fessiers.

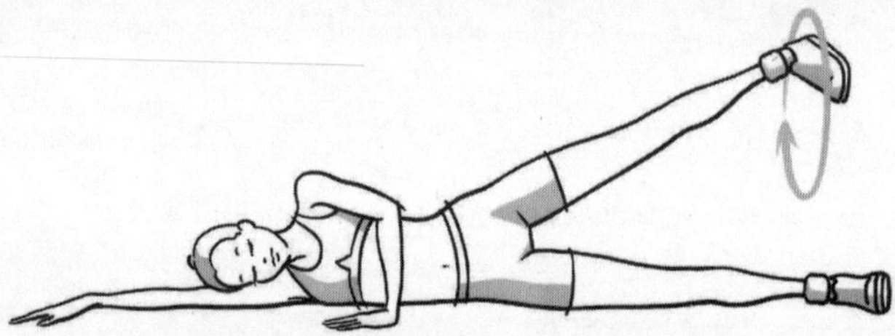

pour bien se placer

→ Allongez-vous sur le côté et reposez la tête sur le bras.

→ Tendez au maximum les jambes dans le prolongement du corps.

→ Faites des cercles à 40 cm du sol avec la jambe supérieure.**

pour bien respirer

Inspirez par le nez et expirez par la bouche le plus lentement possible.

VEILLEZ À...

- Garder le dos le plus droit possible.
- Réaliser les cercles au-dessus de la jambe inférieure.
- Avoir le pied actif fléchi vers le bas.
- Pousser le bassin en avant pour éviter tout risque de cambrure lombaire.

➔ répétitions

➔ Vous êtes entraînée : faites 2 séries de 15 cercles dans un sens et 15 cercles dans l'autre pour chaque jambe.

➔ Vous reprenez l'entraînement : faites 2 séries de 10 cercles dans un sens et 10 cercles dans l'autre pour chaque jambe.

➔ les bienfaits de l'exercice

Il tonifie l'ensemble de la région fessière, ainsi que l'intérieur des cuisses.

➔ deux variantes

➔ Faites 2 séries de 20 cercles en alternant 1 cercle haut avec 1 cercle bas.**

➔ Faites 2 séries de 20 cercles en alternant 1 cercle avec le pied fléchi vers le haut et 1 cercle avec le pied fléchi vers le bas.**

Efforcez-vous de continuer l'exercice malgré l'inconfort qui survient au bout d'un moment.

POUR LES DOS FRAGILES

• Ramenez légèrement les jambes vers l'avant en arrondissant davantage le bas du dos.
• Fléchissez éventuellement la jambe inactive.

QUESTION/ RÉPONSE

Peut-on fléchir légèrement la jambe inactive vers la jambe active si l'exercice semble très difficile ?

Oui !

4 élévations de la jambe fléchie en arrière

Pour tonifier les fessiers.

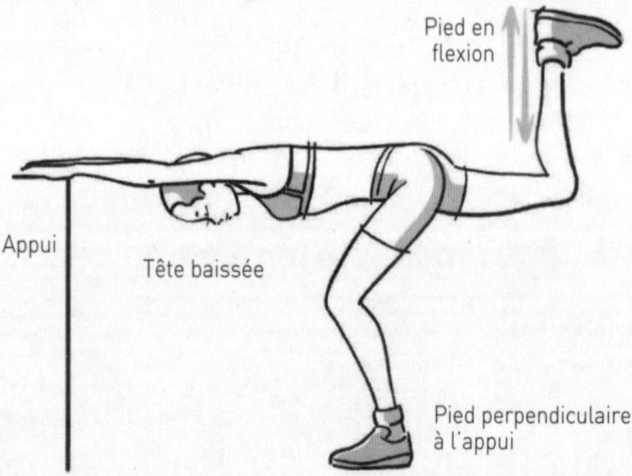

pour bien se placer

→ Debout, face à un meuble, basculez le corps vers l'avant et prenez appui sur le meuble avec les mains.

→ Fléchissez une jambe et maintenez-la immobile.

→ Fléchissez l'autre jambe et élevez-la en arrière.

→ Réalisez de petites élévations de cette jambe à votre rythme.*

VEILLEZ À...

• Conserver un angle droit entre la cuisse et le mollet.
• Avoir le dos plat.

QUESTION/ RÉPONSE

Doit-on monter la jambe d'action au maximum ?

Oui ! Mais sans à-coups.

pour bien respirer

Inspirez par le nez et expirez par la bouche le plus lentement possible.

répétitions

→Vous êtes entraînée : faites 2 séries de 30 élévations pour chaque jambe.

→Vous reprenez l'entraînement : faites 2 séries de 20 élévations pour chaque jambe.

les bienfaits de l'exercice

Il renforce le milieu de la région fessière de bas en haut.

POUR LES DOS FRAGILES

- Ne montez pas trop la jambe.
- Fléchissez davantage la jambe d'appui.
- Travaillez avec lenteur.

deux variantes

→Faites 40 élévations en alternant, pour chaque jambe, 1 grande élévation et 1 petite.**

→Faites 40 élévations en alternant 1 élévation jambe fléchie avec 1 élévation jambe tendue.**

Efforcez-vous de continuer l'exercice malgré l'inconfort qui survient au bout d'un moment.

5 stretching : étirements des bras devant soi

Pour allonger les muscles, éviter les courbatures et se détendre.

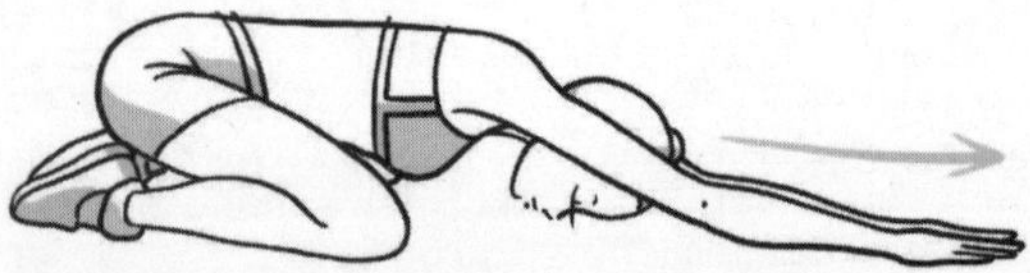

pour bien se placer

→ Mettez-vous à genoux, jambes écartées au maximum.

→ Basculez le buste vers l'avant.

→ Étirez les bras au maximum sur le sol devant vous en tenant la position pendant 10 secondes.*

VEILLEZ À...

- Garder le dos plat.
- Garder les bras dans le prolongement des épaules sans les écarter davantage.

---

pour bien respirer

Inspirez par le nez et expirez par la bouche le plus lentement possible.

répétitions

→ Vous avez l'habitude : faites 2 étirements.

→ Vous n'avez pas l'habitude : faites 4 étirements.

les bienfaits de l'exercice

Il assouplit le dos, les épaules et l'intérieur des cuisses.

deux variantes

→ Faites 3 étirements de 10 secondes en tendant les jambes écartées.*

→ Alternez 4 étirements de 10 secondes pour chaque bras.*

N'oubliez pas de vous décontracter pendant une dizaine de secondes entre chaque posture.

POUR LES DOS FRAGILES

- N'écartez pas les jambes au maximum.
- Essayez de vous regarder de profil dans une glace pour vérifier la position du dos.

QUESTION/ RÉPONSE

Doit-on arrondir le dos en se redressant ?

Absolument ! Et il est important de se redresser le plus lentement possible.

programme du mardi en 10 minutes

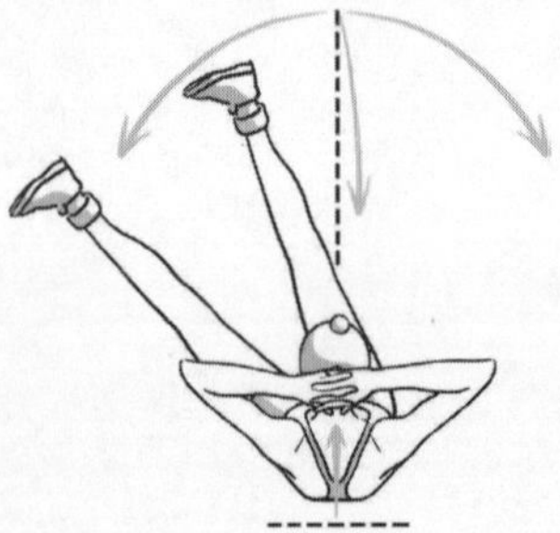

EXERCICE 1

Ramenés alternés des jambes vers les épaules**

Pour tonifier les abdominaux.

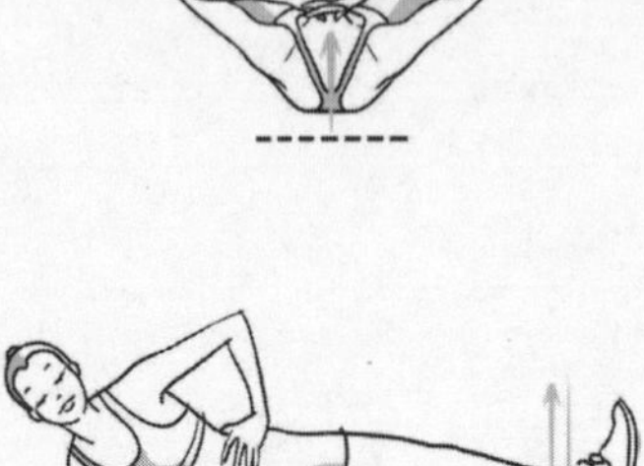

EXERCICE 2

Grands cercles dissociés des jambes**

Pour tonifier les abdominaux.

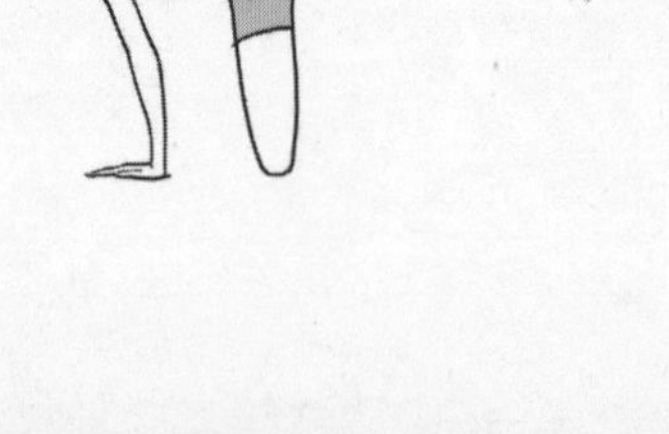

EXERCICE 3

Élévations latérales de la jambe avec le pied dirigé vers le haut**

Pour tonifier les fessiers.

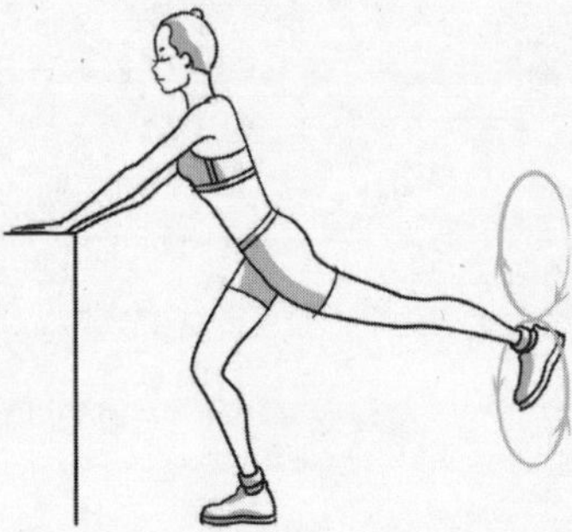

EXERCICE 4

Dessiner un huit avec la jambe arrière**

Pour tonifier les fessiers.

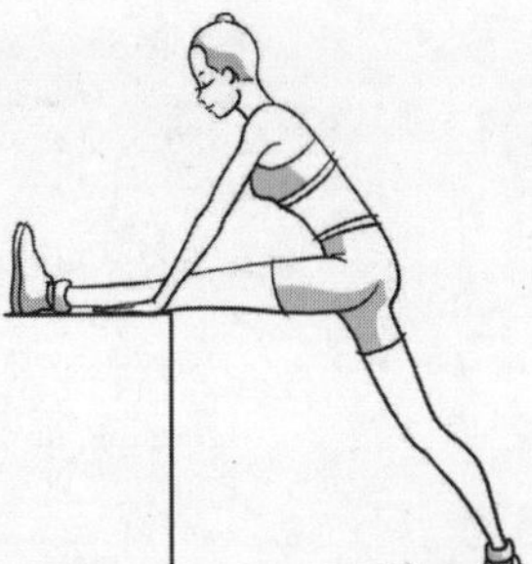

STRETCHING

Éloignement de la jambe d'appui**

Pour allonger les muscles, éviter les courbatures et se détendre.

❶ ramenés alternés des jambes vers les épaules

Pour tonifier les abdominaux.

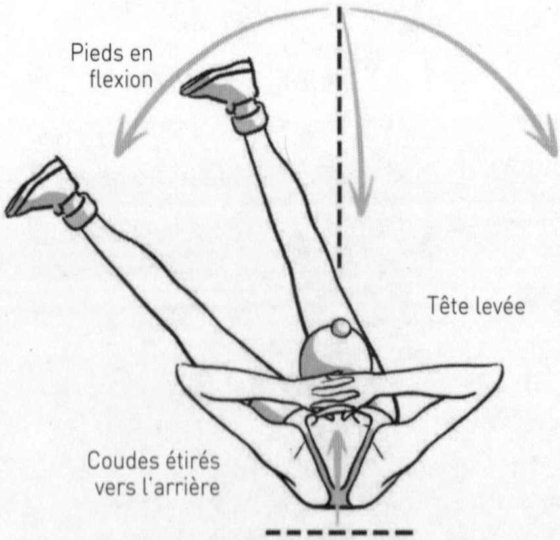

➔ pour bien se placer

→ Allongez-vous sur le dos et redressez le buste, doigts entrelacés derrière la nuque. Gardez-le immobile pendant tout l'exercice.

→ Élevez et écartez les jambes tendues.

→ Ramenez les jambes écartées à votre rythme, d'abord vers l'épaule gauche, ensuite vers le visage, enfin vers l'épaule droite.**

VEILLEZ À...

- Garder les jambes tendues.
- Toujours regarder vers le haut.
- Conserver un écart constant entre les jambes.
- Ne pas prendre d'élan.

QUESTION/ RÉPONSE

Doit-on travailler avec le maximum d'amplitude ?

Non ! L'amplitude doit être moyenne, le but n'étant pas de ramener les jambes le plus près possible du visage, mais de contrôler au maximum le mouvement.

➔ pour bien respirer

Inspirez par le nez en ramenant les jambes à la verticale. Expirez par la bouche en ramenant les jambes vers les épaules et vers le visage.

➔ répétitions

→Vous êtes entraînée : faites 2 séries de 10 enchaînements (1 enchaînement = 1 ramené à gauche, 1 au centre et 1 à droite).

→Vous reprenez l'entraînement : faites 2 séries de 5 enchaînements.

➔ les bienfaits de l'exercice

Il exerce l'ensemble de la masse abdominale (muscles de face et de côté).

POUR LES DOS FRAGILES

- Placez un coussin sous les hanches.
- Conservez la tête en appui sur le sol ou sur un coussin.
- Décontractez les bras et les épaules sur le sol.

➔ deux variantes

→Faites 30 enchaînements avec les pieds en extension.**

→Faites 30 enchaînements en relevant le buste simultanément.**

Pensez à bien rentrer le ventre pendant la pratique de cet exercice.

❷ grands cercles dissociés des jambes dans un sens et dans l'autre

Pour tonifier les abdominaux.

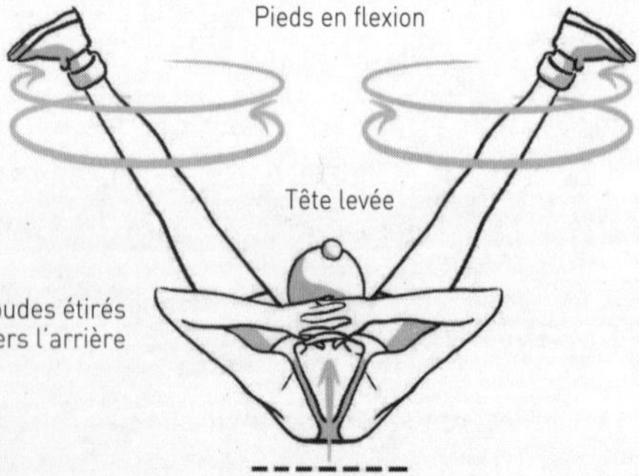

pour bien se placer

→Allongez-vous sur le dos en relevant le buste.

→Élevez les jambes à la verticale et écartez-les.

→Faites 1 cercle avec chaque jambe, les jambes tournant en même temps mais dans des sens opposés. Travaillez à votre rythme.**

VEILLEZ À...

• Garder les jambes tendues et écartées au maximum.
• Relever le buste le plus haut possible en le gardant immobile.

pour bien respirer

Inspirez par le nez et expirez par la bouche lentement.

➔ répétitions

→Vous êtes entraînée : faites 2 séries de 30 cercles opposés.

→Vous reprenez l'entraînement : faites 2 séries de 15 cercles opposés.

➔ les bienfaits de l'exercice

Il renforce l'ensemble des abdominaux de face.

➔ deux variantes

→Faites 2 séries de 30 cercles dans un sens puis dans l'autre.**

→Faites 2 séries de 30 cercles dissociés dans un sens et dans l'autre en soulevant le bassin à chaque cercle.**

Pensez à bien rentrer le ventre pendant la pratique de cet exercice.

POUR LES DOS FRAGILES

• Placez un coussin sous les hanches.
• Ramenez plutôt les jambes vers le visage.

QUESTION/ RÉPONSE

Doit-on écarter les jambes au maximum ?

Oui ! Il est même conseillé de commencer par les tenir écartées au maximum pendant 10 secondes avant de commencer les enchaînements de cercles.

3 élévations latérales de la jambe avec le pied dirigé vers le haut

Pour tonifier les fessiers.

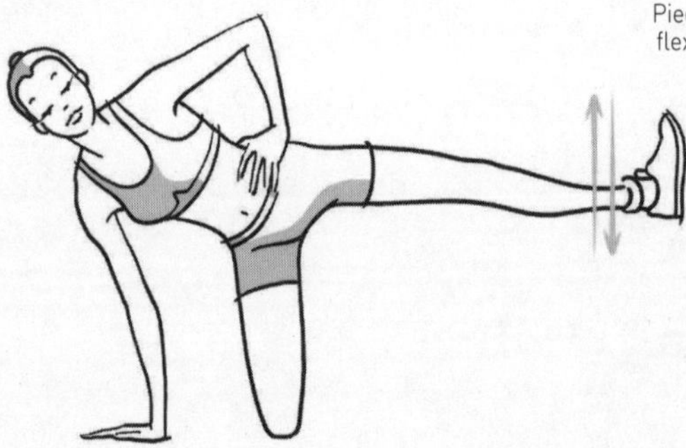

pour bien se placer

→ Placez-vous à genoux et basculez sur un côté en prenant appui sur le sol avec une main.

→ Élevez la jambe opposée à la main au sol.

→ Faites des battements de la jambe tendue avec le pied fléchi dirigé vers le haut.**

VEILLEZ À...

- Maintenir la cuisse d'appui perpendiculaire au sol.
- Avoir les épaules étirées vers l'arrière.
- Garder sur la même ligne la main d'appui, le genou d'appui et la jambe active.

pour bien respirer

Expirez par la bouche lorsque la jambe d'action s'élève. Inspirez par le nez lorsqu'elle s'abaisse. Vous pouvez inspirer et expirer un mouvement sur deux.

répétitions

→ Vous êtes entraînée : faites 2 séries de 30 battements pour chaque jambe.

→ Vous reprenez l'entraînement : faites 2 séries de 20 battements pour chaque jambe.

les bienfaits de l'exercice

Il raffermit le haut et le milieu de la région fessière, ainsi que l'intérieur des cuisses. Il durcit aussi les cuisses.

deux variantes

→ Faites 30 élévations pour chaque jambe en alternant 2 élévations jambe fléchie et 2 élévations jambe tendue.**

→ Faites 20 élévations pour chaque jambe en fléchissant le bras d'appui à chaque élévation de jambe.**

Efforcez-vous de continuer l'exercice malgré l'inconfort qui survient au bout d'un moment.

POUR LES DOS FRAGILES

• Glissez un coussin sous le genou au sol.
• Ne relevez pas trop la jambe.

QUESTION/ RÉPONSE

Peut-on reposer le talon sur le sol à chaque élévation ?

Il est préférable de ne pas le faire, mais cela ne constitue pas une erreur.

4 dessiner un huit avec la jambe arrière

Pour tonifier les fessiers.

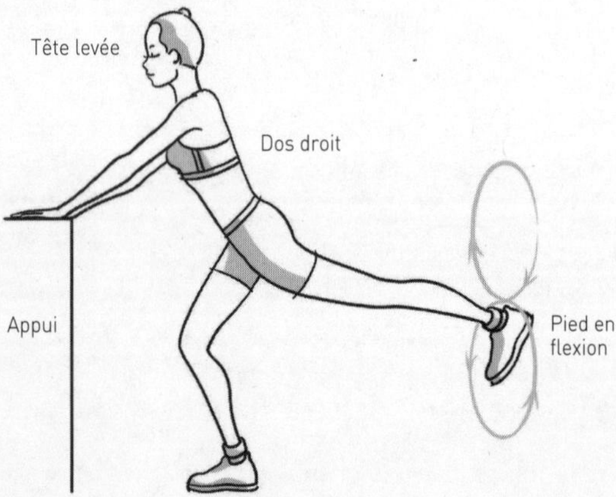

pour bien se placer

→ Mettez-vous debout face à un appui (canapé, table...).

→ Fléchissez la jambe d'appui.

→ Posez les mains sur le meuble.

→ Sur un rythme lent, dessinez des huit avec l'autre jambe tendue vers arrière.**

VEILLEZ À...

- Garder la jambe active tendue.
- Conserver le buste droit.

➔ pour bien respirer

Inspirez par le nez et expirez par la bouche le plus lentement possible.

➔ répétitions

→Vous êtes entraînée : faites 1 série de 20 huit dans un sens puis dans l'autre pour chaque jambe.

→Vous reprenez l'entraînement : faites 1 série de 12 huit dans un sens puis dans l'autre pour chaque jambe.

➔ les bienfaits de l'exercice

Étant très complet, il renforce tout l'ensemble de la fesse, ainsi que l'intérieur des cuisses.

➔ deux variantes

→Alternez 30 huit dans un sens puis dans l'autre pour chaque jambe.**

→Pour chaque jambe, faites 15 grands huit et 15 petits huit dans un sens, puis le même enchaînement dans l'autre sens.**

Efforcez-vous de continuer l'exercice malgré l'inconfort qui survient au bout d'un moment.

POUR LES DOS FRAGILES

- Ne montez pas trop haut la jambe.
- Travaillez avec lenteur.
- Conservez le buste bien immobile.

QUESTION/ RÉPONSE

Doit-on élever la jambe active le plus haut possible ?

Oui ! C'est ce qui permet de mettre en action un maximum de fibres musculaires.

5 stretching : éloignement de la jambe d'appui

Pour allonger les muscles, éviter les courbatures et se détendre.

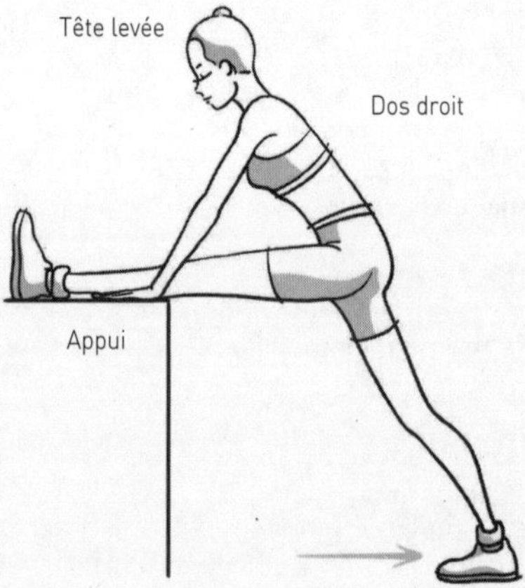

pour bien se placer

→ Placez-vous face à un appui (meuble, canapé...), et posez vos mains et un talon sur cet appui devant vous. Tendez les jambes au maximum.

→ Éloignez progressivement la jambe d'appui et maintenez l'étirement maximal pendant 10 secondes.**

VEILLEZ À...

- Avoir les pieds perpendiculaires à l'appui.
- Ne pas décoller le talon du pied d'appui.
- Éloigner la jambe en travaillant progressivement.

pour bien respirer

Inspirez par le nez et expirez lentement par la bouche.

répétitions

- →Vous avez l'habitude : faites 1 étirement pour chaque jambe.
- →Vous n'avez pas l'habitude : faites 2 étirements pour chaque jambe.

les bienfaits de l'exercice

Il étire l'intérieur des cuisses, ainsi que les mollets.

deux variantes

- →Faites 2 étirements pour chaque jambe en plaçant le pied au sol perpendiculaire à l'appui.**
- →Faites 2 étirements pour chaque jambe en éloignant la jambe d'appui 1 fois vers la gauche et 1 fois vers la droite.**

N'oubliez pas de vous décontracter pendant une dizaine de secondes entre chaque posture.

POUR LES DOS FRAGILES

Fléchissez légèrement la jambe d'appui.

QUESTION/ RÉPONSE

Si le buste est penché vers l'avant, est-ce une erreur ?

Non, à condition de maintenir le dos plat.

programme du mercredi en 10 minutes

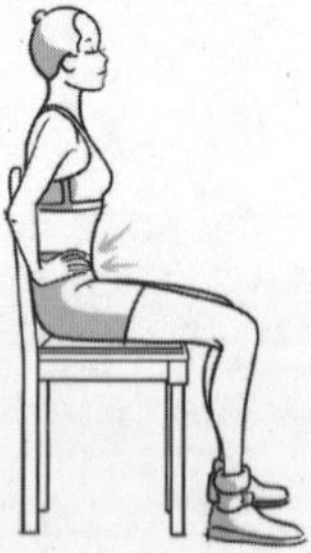

EXERCICE 1

Contractions du ventre*

Pour tonifier les abdominaux.

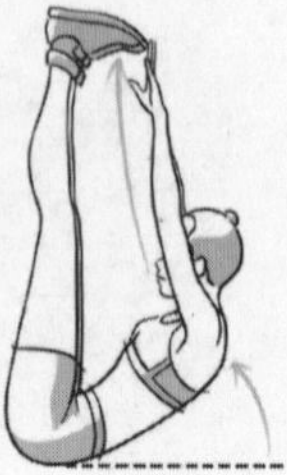

EXERCICE 2

Touchés des pieds avec les mains**

Pour tonifier les abdominaux.

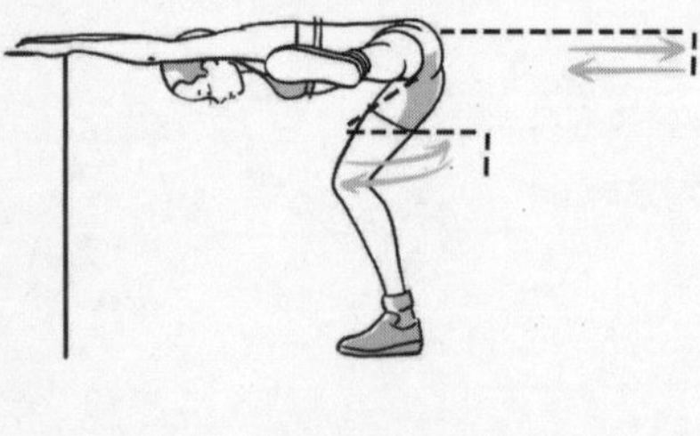

EXERCICE 3

Flexions-extensions d'une jambe en arrière et sur le côté**

Pour tonifier les fessiers.

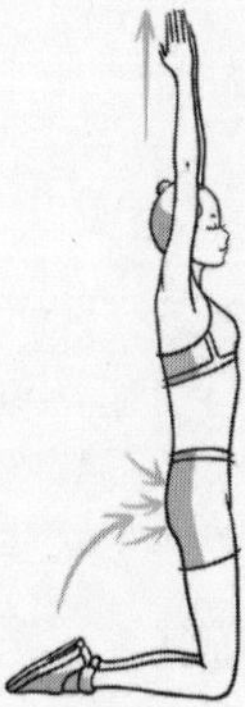

EXERCICE 4

Extensions du buste avec contraction des fessiers*

Pour tonifier les fessiers.

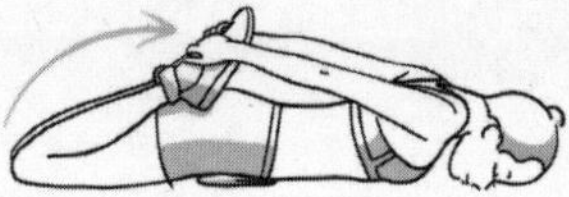

STRETCHING

Touchés des talons sur les fessiers*

Pour allonger les muscles, éviter les courbatures et se détendre.

1 contractions du ventre

Pour tonifier les abdominaux.

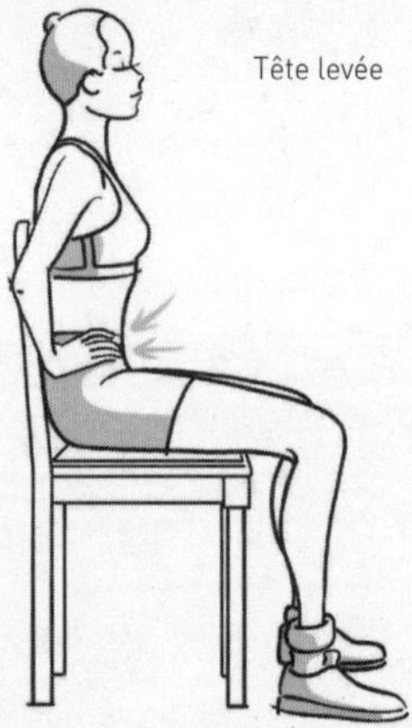

pour bien se placer

→ Asseyez-vous sur une chaise.

→ Faites des contractions du ventre pendant 6 secondes chacune.*

pour bien respirer

Inspirez par le nez quand vous relâchez la contraction et expirez par la bouche en contractant le ventre.

VEILLEZ À...

- Coller le dos au dossier du siège.
- Contracter les muscles de façon progressive.
- Bien étirer les épaules vers l'arrière.

➔ répétitions

→ Vous êtes entraînée : enchaînez 10 contractions.

→ Vous reprenez l'entraînement : faites 6 contractions.

➔ les bienfaits de l'exercice

Il raffermit le ventre.

➔ deux variantes

→ Faites 15 contractions en alternant 1 contraction de 6 secondes et 1 contraction de 3 secondes.*

→ Faites 15 contractions de 4 secondes en soulevant les mollets parallèlement au sol.**

Pensez à bien rentrer le ventre pendant la pratique de cet exercice.

POUR LES DOS FRAGILES

- Asseyez-vous sur un coussin.
- Tirez en permanence la tête vers le haut.

QUESTION/ RÉPONSE

Peut-on réaliser cette technique sans s'adosser ?

Oui ! Mais il faut garder le dos droit et cela est plus difficile !

2 touchés des pieds avec les mains

Pour tonifier les abdominaux.

pour bien se placer

→ Allongez-vous sur le dos, bras dans le prolongement du corps.

→ Placez les jambes serrées et tendues à la verticale.

→ Allez toucher les pieds avec les mains sans prendre d'élan.

VEILLEZ À…

- Conserver les jambes parfaitement immobiles à la verticale.
- Regarder en l'air pour ne pas casser la nuque.

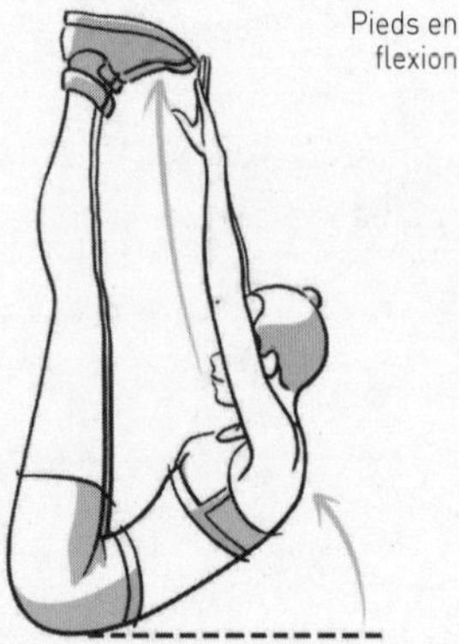

pour bien respirer

Inspirez par le nez en redescendant le buste. Expirez par la bouche en le redressant.**

répétitions

→ Vous êtes entraînée : faites 2 séries de 20 touchés des pieds.

→ Vous reprenez l'entraînement : faites 2 séries de 10 touchés des pieds.

les bienfaits de l'exercice

Il tonifie tout l'ensemble des muscles abdominaux de face.

deux variantes

→ Faites 20 relevés de buste en touchant l'extérieur du pied gauche, puis du pied droit à chaque relevé.**

→ Faites 20 relevés en pratiquant une extension des pieds à chaque fois.**

Pensez à bien rentrer le ventre pendant la pratique de cet exercice.

POUR LES DOS FRAGILES

- Placez un coussin sous les hanches.
- Gardez la tête en repos sur un autre coussin.
- Fléchissez légèrement les jambes.

QUESTION/ RÉPONSE

Peut-on reposer la tête sur le sol après chaque relevé ?

Oui ! Sans problème !

3 flexions extensions d'une jambe en arrière et sur le côté

Pour tonifier les fessiers.

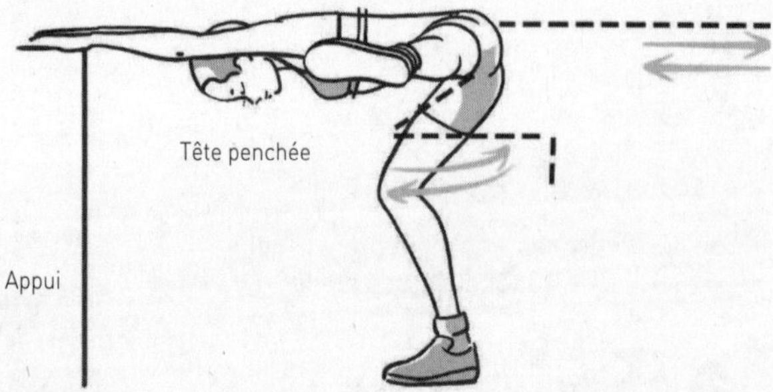

pour bien se placer

→ Mettez-vous face à un appui (meuble, canapé...) et posez les mains sur cet appui en vous penchant vers l'avant.

→ Fléchissez la jambe d'appui et élevez l'autre en arrière.

→ Enchaînez 2 flexions extensions de la jambe en arrière, puis 2 flexions extensions sur le côté, à votre rythme.**

VEILLEZ À...

- Conserver le dos plat.
- Garder la jambe d'appui immobile.

➔ pour bien respirer

Inspirez par le nez et expirez par la bouche le plus lentement possible.

➔ répétitions

→Vous êtes entraînée : faites 2 séries de 40 flexions extensions alternées pour chaque jambe.

→Vous reprenez l'entraînement : faites 2 séries de 20 flexions extensions alternées pour chaque jambe.

➔ les bienfaits de l'exercice

Il renforce les parties médianes et hautes des muscles fessiers.

➔ deux variantes

→Faites 30 flexions extensions en alternant 2 flexions extensions vers le haut et 2 flexions extensions vers le bas.**

→Faites 30 flexions extensions avec 1 extension sur les orteils de la jambe d'appui à chaque mouvement.**

Efforcez-vous de continuer l'exercice malgré l'inconfort qui survient au bout d'un moment.

POUR LES DOS FRAGILES

• Faites des flexions extensions à 50 cm du sol.
• Fléchissez au maximum la jambe d'appui.
• Étirez au maximum les bras devant vous et la jambe active à chaque extension de celle-ci.

QUESTION/ RÉPONSE

À quelle hauteur doit être l'appui ?

Cela dépend de votre taille, mais la hauteur de l'appui varie entre 1 m et 1,20 m. Il doit permettre une position confortable pour avoir le dos parallèle au sol.

4 extension du buste avec contraction des fessiers

Pour tonifier les fessiers.

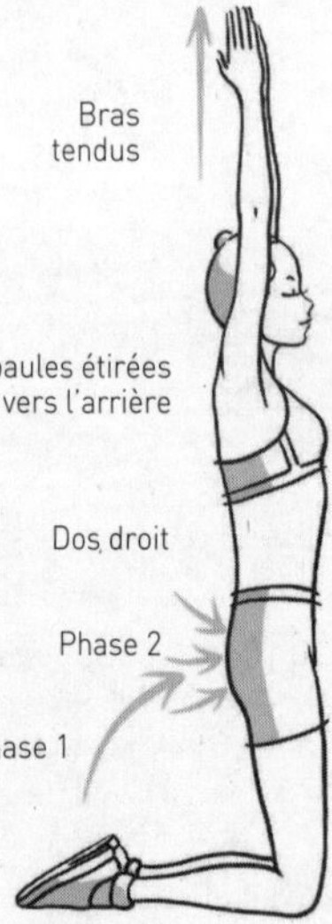

➔ pour bien se placer

➔ Asseyez-vous sur les orteils, jambes serrées.

➔ Élevez les bras à la verticale.

➔ Redressez-vous à votre rythme en contractant les fessiers. Maintenez la contraction pendant 6 secondes.*

VEILLEZ À...

- Étirer au maximum les bras vers le haut et vers l'arrière pour allonger le dos au maximum.
- Contrôler la phase de redressement.
- Contracter progressivement les muscles fessiers.

QUESTION/ RÉPONSE

Si l'on manque d'équilibre, peut-on se relever en prenant un appui ?

Oui ! Mais pas avec la main sur le sol. L'appui doit permettre de se relever en gardant le dos bien droit.

pour bien respirer

Inspirez par le nez en redescendant le buste. Expirez par la bouche en le redressant.

répétitions

→ Vous êtes entraînée : faites 2 séries de 12 extensions.

→ Vous reprenez l'entraînement : faites 2 séries de 8 extensions.

les bienfaits de l'exercice

Il raffermit l'ensemble des muscles fessiers.

deux variantes

→ Redressez 16 fois le buste en contractant alternativement chaque fessier pendant 4 secondes.*

→ Redressez 16 fois le buste en abaissant lentement les bras (étirés au maximum) pendant les contractions.*

Efforcez-vous de continuer l'exercice malgré l'inconfort qui survient au bout d'un moment.

POUR LES DOS FRAGILES

• Faites une rétroversion du bassin (poussée du pubis vers l'avant).

5 stretching : touchés des talons sur les fessiers

Pour allonger les muscles, éviter les courbatures et se détendre.

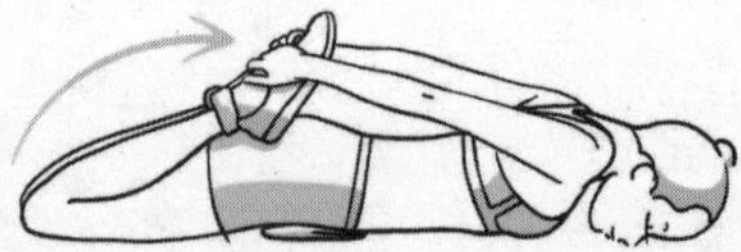

pour bien se placer

→ Allongez-vous sur le ventre en plaçant un coussin sous la taille (pour ne pas cambrer).

→ Serrez les jambes puis fléchissez-les contre le derrière des cuisses.

→ Avec les mains, ramenez les talons contre les fessiers et tenez la posture pendant 10 secondes.*

VEILLEZ À...

- Étirer les jambes dans l'axe (ni à droite, ni à gauche).
- Garder le dos droit en plaçant bien le coussin.

pour bien respirer

Inspirez par le nez et expirez par la bouche le plus lentement possible.

répétitions

→ Vous avez l'habitude : faites 2 étirements.

→ Vous n'avez pas l'habitude : faites 3 étirements.

les bienfaits de l'exercice

Il étire les muscles des cuisses et des épaules.

deux variantes

→ Faites 4 étirements de 6 secondes pour chaque jambe, en alternant.*

→ Faites 4 étirements de 8 secondes en écartant les jambes au maximum.*

N'oubliez pas de vous décontracter pendant une dizaine de secondes entre chaque posture.

POUR LES DOS FRAGILES

- Étirez les jambes avec une extrême douceur.
- Vous pouvez placer un petit coussin sous votre front.

QUESTION/ RÉPONSE

Les talons doivent-ils absolument toucher les fessiers ?

Oui ! Cette technique constitue un des tests de souplesse du muscle quadriceps.

programme du jeudi en 10 minutes

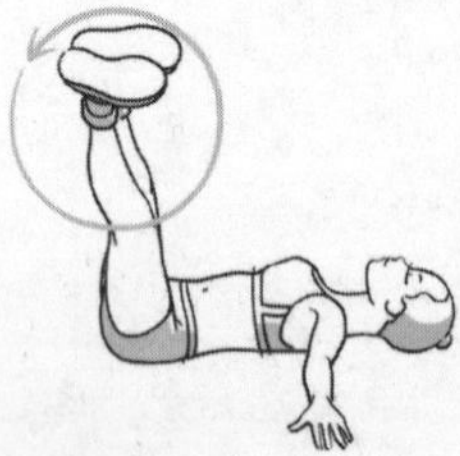

EXERCICE 1

Cercles à droite puis à gauche avec les jambes serrées***

Pour tonifier les abdominaux.

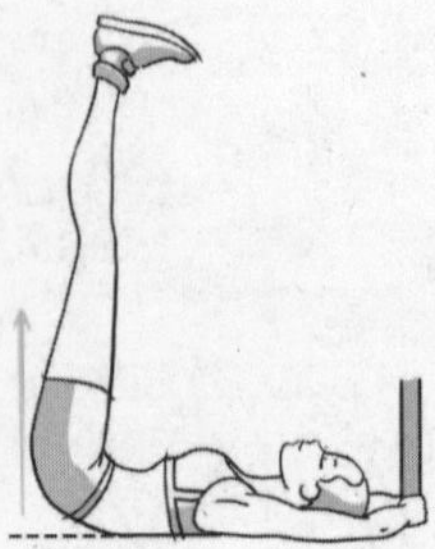

EXERCICE 2

Élévations des jambes tendues à la verticale**

Pour tonifier les abdominaux.

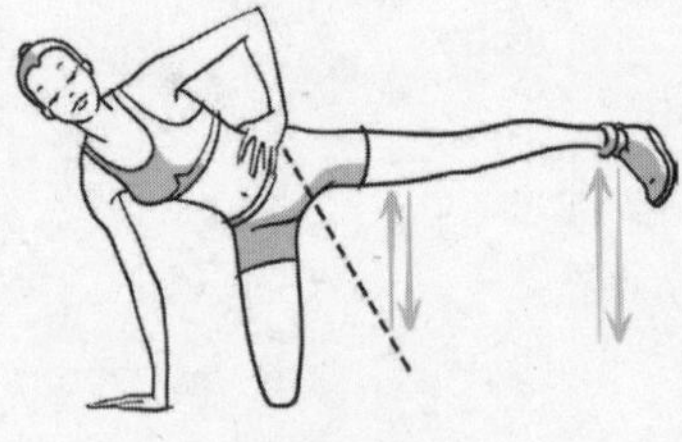

EXERCICE 3

Élévations de la jambe tendue sur le côté et devant soi**

Pour tonifier les fessiers.

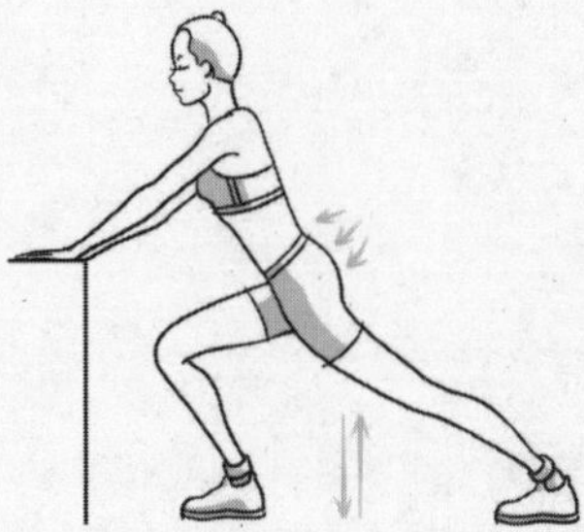

EXERCICE 4

Extensions de la jambe avant en contractant les fessiers*

Pour tonifier les fessiers.

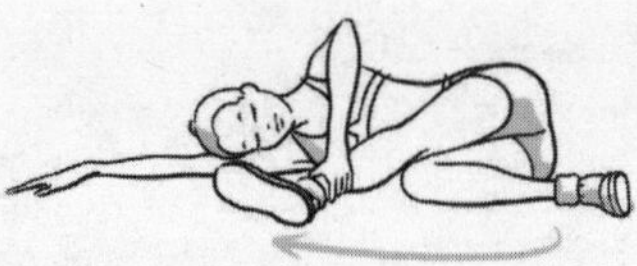

STRETCHING

Ramenés de la jambe vers soi*

Pour allonger les muscles, éviter les courbatures et se détendre.

1 cercles à droite puis à gauche avec les jambes serrées

Pour tonifier les abdominaux.

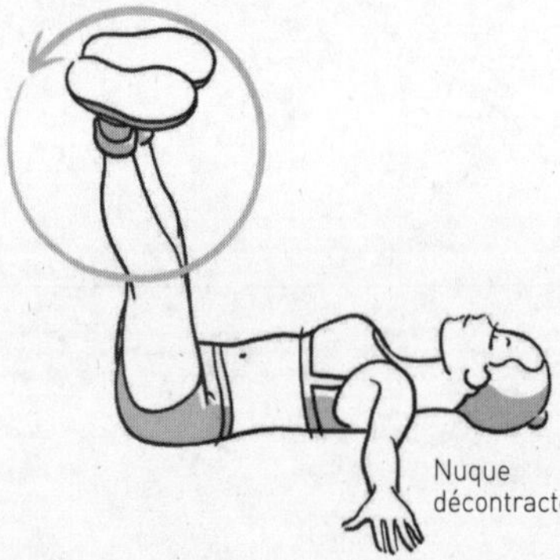

pour bien se placer

→Allongez-vous sur le dos en élevant les jambes serrées à la verticale.

→Placez les bras en croix.

→Alternez des cercles d'amplitude moyenne à droite et à gauche, sur un rythme lent et en gardant les jambes serrées.***

pour bien respirer

Inspirez par le nez et expirez par la bouche lentement.

VEILLEZ À...

• Ne pas décoller les épaules du sol.
• Ne pas crisper le cou.

QUESTION/ RÉPONSE

Peut-on décoller le bassin du sol ?

Oui ! Cela ne constitue pas un inconvénient.

répétitions

→ Vous êtes entraînée : faites 2 séries de 12 cercles alternés dans un sens, puis dans l'autre.

→ Vous reprenez l'entraînement : faites 2 séries de 8 cercles alternés dans un sens, puis dans l'autre.

POUR LES DOS FRAGILES

- Placez un coussin sous les hanches et sous la nuque.
- Ne descendez pas trop les jambes sur le côté.

les bienfaits de l'exercice

Il raffermit le ventre et la taille, et améliore la circulation sanguine.

deux variantes

→ Faites 15 cercles à droite et 15 cercles à gauche.***

→ Faites 20 cercles à droite et à gauche en enchaînant 2 cercles très lents et 2 cercles rapides.***

Pensez à bien rentrer le ventre pendant la pratique de cet exercice et à ne pas trop éloigner les jambes vers l'arrière pour ne pas cambrer.

2 élévations des jambes tendues à la verticale

Pour tonifier les abdominaux.

pour bien se placer

→ Allongez-vous sur le dos en tenant le dessous d'un canapé ou d'un lit.

→ Élevez les jambes serrées à la verticale.

→ Soulevez les jambes tendues à la verticale en prenant le moins d'élan possible.**

VEILLEZ À...

- Ne pas desserrer les jambes.
- Conserver les jambes perpendiculaires au sol.

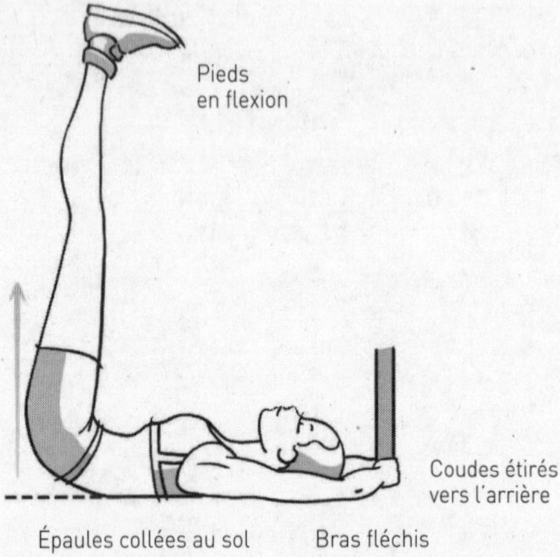

➔ pour bien respirer

Inspirez par le nez en redescendant les jambes. Expirez par la bouche en les élevant.

➔ répétitions

→ Vous êtes entraînée : faites 2 séries de 12 élévations.

→ Vous reprenez l'entraînement : faites 2 séries de 8 élévations.

➔ les bienfaits de l'exercice

Il raffermit assez rapidement le ventre. On le conseille d'ailleurs comme exercice après l'accouchement.

➔ deux variantes

→ Élevez 20 fois les jambes à droite et à gauche en alternance.**

→ Élevez 20 fois les jambes en les écartant une fois sur deux.**

Pensez à bien rentrer le ventre pendant la pratique de cet exercice.

POUR LES DOS FRAGILES

- Placez un coussin sous la tête et un autre sous les hanches.
- Ne cherchez pas à monter le bassin trop haut.
- Contrôlez le mouvement de descente du bassin.

QUESTION/ RÉPONSE

Peut-on fléchir les jambes pour s'aider ?

Oui ! Mais en veillant à garder les jambes à la verticale, sans les diriger vers l'arrière de la tête.

3 élévations de la jambe tendue sur le côté et devant soi

Pour tonifier les fessiers.

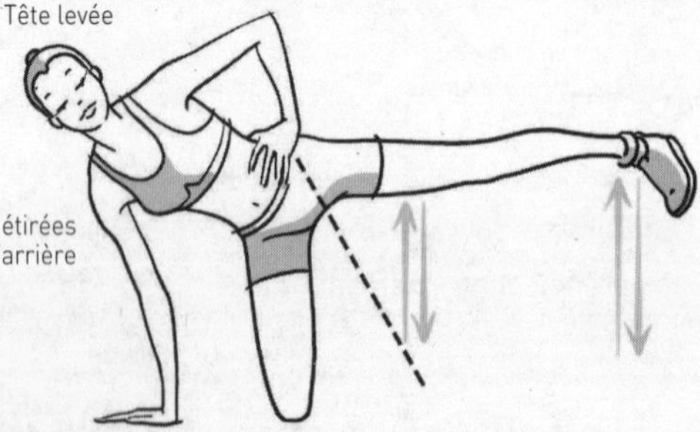

pour bien se placer

→ Placez-vous à genoux et basculez sur un côté, main en appui sur le sol.

→ Soulevez la jambe opposée parallèlement au sol.

→ Faites 1 élévation de cette jambe tendue sur le côté, puis 1 devant, en travaillant à votre rythme.**

VEILLEZ À...

- Garder la main au sol, le genou d'appui et la jambe active sur la même ligne.
- Élever la jambe le plus haut possible.
- Ne pas prendre trop d'élan.
- Avoir le pied de la jambe active en flexion vers le bas.

---

pour bien respirer

Inspirez par le nez lors du passage du côté au devant et expirez par la bouche en élevant la jambe.

répétitions

→ Vous êtes entraînée : faites 2 séries de 20 élévations alternées pour chaque jambe.

→ Vous reprenez l'entraînement : faites 2 séries de 12 élévations alternées pour chaque jambe.

les bienfaits de l'exercice

Il raffermit la totalité des muscles fessiers et tonifie également le ventre et l'intérieur des cuisses.

deux variantes

→ Faites 20 élévations alternées pour chaque jambe, avec le pied orienté vers le haut.**

→ Faites 20 élévations alternées pour chaque jambe, en alternant 4 mouvements lents et 4 mouvements rapides.**

Efforcez-vous de continuer l'exercice malgré l'inconfort qui survient au bout d'un moment.

POUR LES DOS FRAGILES

- Reposez le pied sur le sol après chaque élévation.
- Faites une rétroversion du bassin (poussée du pubis vers l'avant).

QUESTION/ RÉPONSE

À quelle distance du corps doit se trouver la main d'appui ?

Elle doit être placée de façon à ce que le bras soit le plus possible perpendiculaire du sol.

4 extensions de la jambe avant en contractant les fessiers

Pour tonifier les fessiers.

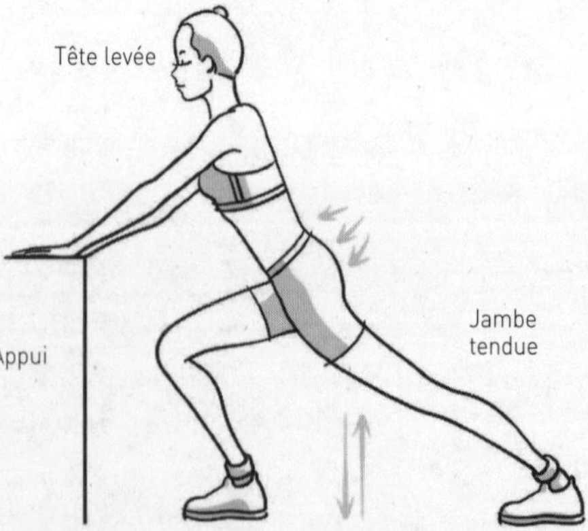

pour bien se placer

→ Placez-vous en fente (jambe avant fléchie, jambe arrière tendue), face à un appui, et posez les mains sur cet appui.

→ Faites de petites élévations sur les jambes en contractant les fessiers à votre rythme.*

pour bien respirer

Inspirez par le nez et expirez par la bouche lentement.

VEILLEZ À...
Conserver le dos bien plat pendant toute la durée de l'exercice.

répétitions

→ Vous êtes entraînée : faites 30 élévations avec la jambe droite en avant, puis 30 élévations avec la jambe gauche en avant.

→ Vous reprenez l'entraînement : faites 15 élévations avec la jambe droite en avant, puis 15 élévations avec la jambe gauche en avant.

les bienfaits de l'exercice

Il raffermit la couche profonde des muscles fessiers, ainsi que les muscles des cuisses.

deux variantes

→ Faites 20 flexions de très grande amplitude avec la jambe droite devant, puis 20 flexions avec la jambe gauche devant.**

→ Faites 20 flexions avec les mains sur le sol de chaque côté de la jambe droite en avant. Inversez la position.**

Efforcez-vous de continuer l'exercice malgré l'inconfort qui survient au bout d'un moment.

POUR LES DOS FRAGILES

• Exercez-vous avec lenteur.
• Fléchissez un peu la jambe arrière.

QUESTION/ RÉPONSE

Peut-on réaliser l'exercice en équilibre sur les orteils ?

Oui ! Sans problème !

5 stretching : ramenés de la jambe tendue vers soi

Pour allonger les muscles, éviter les courbatures et se détendre.

pour bien se placer

→ Allongez-vous sur un côté et repliez la jambe en contact avec le sol.

→ Ramenez avec les mains la jambe supérieure tendue vers le buste. Gardez cette posture 10 secondes.*

VEILLEZ À...
Conserver la jambe étirée bien tendue.

pour bien respirer

Inspirez par le nez et expirez par la bouche le plus lentement possible.

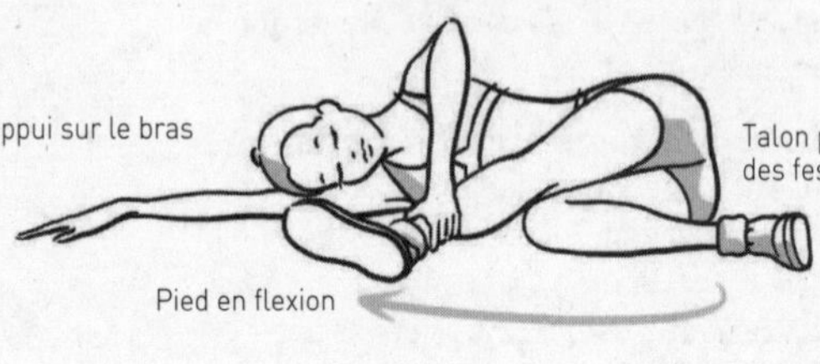

➔ répétitions

➔ Vous avez l'habitude : faites 1 posture de chaque côté.

➔ Vous n'avez pas l'habitude : faites 2 postures de chaque côté.

➔ les bienfaits de l'exercice

Il étire le derrière des cuisses.

➔ deux variantes

➔ Faites 2 postures de chaque côté avec la jambe inférieure tendue.**

➔ Faites 2 postures de chaque côté en attrapant le pied fléchi au lieu de saisir le mollet.**

N'oubliez pas de vous décontracter pendant une dizaine de secondes entre chaque posture.

POUR LES DOS FRAGILES

- Décontractez la nuque.
- Étirez la tête en permanence.
- Ramenez la jambe fléchie le plus près possible du corps.
- Placez un coussin sous la tête.

QUESTION/ RÉPONSE

Peut-on arrondir un peu le dos ?

Non de préférence. Il est recommandé au contraire de le conserver le plus droit possible.

programme du vendredi en 10 minutes

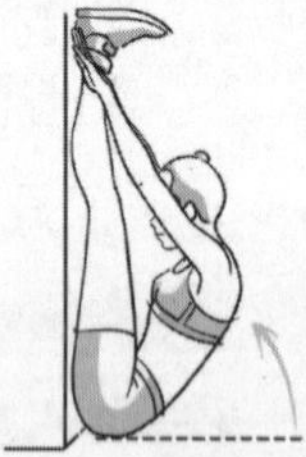

EXERCICE 1

Touchés du mur à droite et à gauche des jambes**

Pour tonifier les abdominaux.

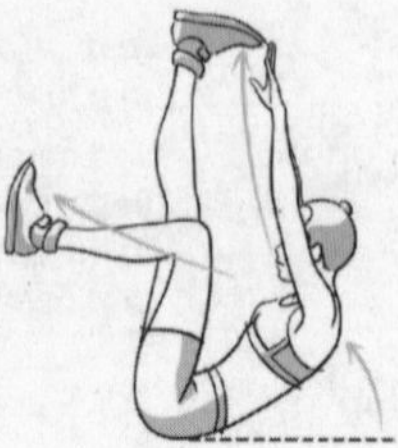

EXERCICE 2

Touchés des pieds en alternance**

Pour tonifier les abdominaux.

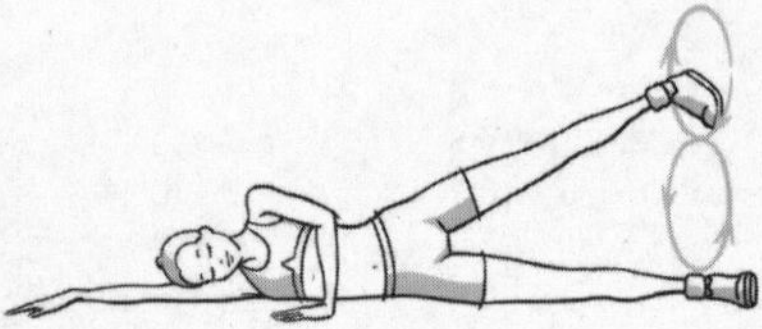

EXERCICE 3

Dessiner des huit avec la jambe supérieure**

Pour tonifier les fessiers.

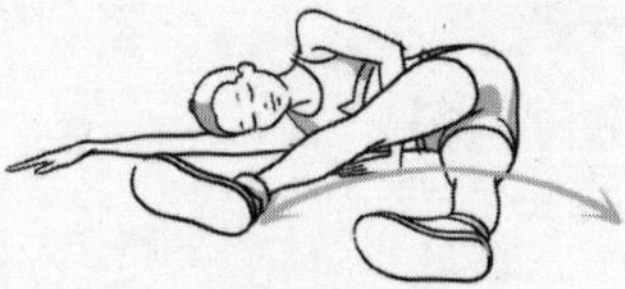

EXERCICE 4

Passages avant-arrière de la jambe supérieure**

Pour tonifier les fessiers.

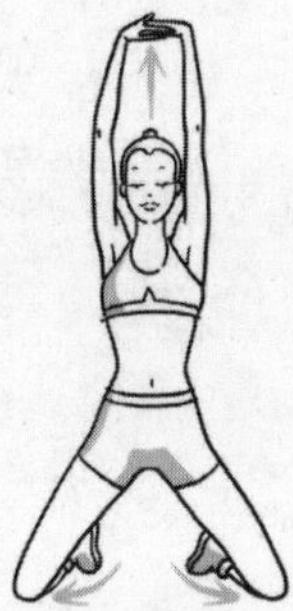

STRETCHING

Écart maximal des jambes*

Pour allonger les muscles, éviter les courbatures et se détendre.

1 touchés du mur à droite et à gauche des jambes

Pour tonifier les abdominaux.

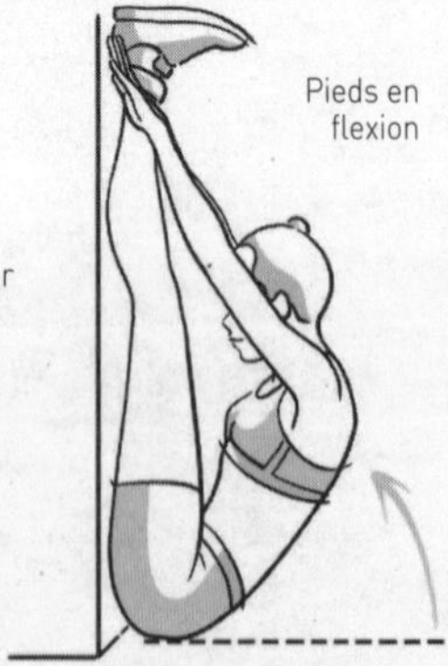

VEILLEZ À...

- Conserver les jambes immobiles.
- Travailler sans à-coups.
- Étirer les bras et le corps vers le haut lors du relevé de buste.

QUESTION/ RÉPONSE

Peut-on décoller un peu les jambes du mur ?

Oui, mais pas trop !

pour bien se placer

→ Allongée sur le dos, collez contre un mur l'arrière des jambes serrées et tendues.

→ Relevez le buste en allant toucher le mur avec les mains, d'abord d'un côté des jambes puis de l'autre, en travaillant sans reposer la tête au sol après chaque élévation.**

pour bien respirer

Inspirez par le nez en redescendant le buste. Expirez par la bouche en le redressant.

➔ répétitions

→Vous êtes entraînée : faites 2 séries de 20 relevés alternés.

→Vous reprenez l'entraînement : faites 2 séries de 12 relevés alternés.

➔ les bienfaits de l'exercice

Il renforce la tonicité des musclés latéraux, ainsi que ceux de face.

POUR LES DOS FRAGILES

- Placez un coussin sous les hanches.
- Ne relevez pas trop le buste.
- Reposez la tête sur le sol après chaque relevé, le menton restant collé contre la poitrine.

➔ deux variantes

→Jambes écartées, faites 30 relevés de buste en touchant le mur à droite puis à gauche avec les mains.**

→Faites 30 relevés de buste en touchant le mur à droite des jambes avec la main gauche et inversement.**

Pensez à bien rentrer le ventre pendant la pratique de cet exercice.

2 touchés des pieds en alternance

Pour tonifier les abdominaux.

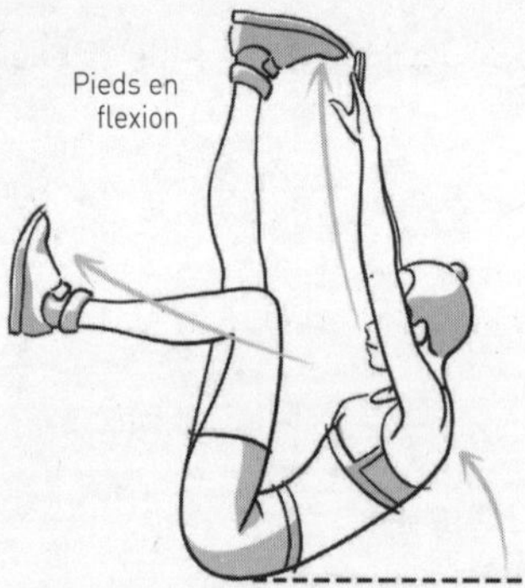

VEILLEZ À...

- Prendre le moins d'élan possible.
- Conserver les jambes immobiles.
- Avoir le mollet de la jambe fléchie parallèle au sol.

QUESTION/ RÉPONSE

Doit-on beaucoup redescendre le buste à chaque fois ?

Non ! Ramenez simplement les bras à la verticale entre chaque touché, en redescendant juste un peu le buste.

pour bien se placer

→ Allongez-vous sur le dos, puis placez une jambe à la verticale et repliez l'autre.

→ Touchez un pied, puis l'autre avec les mains, en relevant bien le buste et en travaillant à votre rythme.**

pour bien respirer

Inspirez par le nez en redescendant le buste. Expirez par la bouche en le redressant.

répétitions

→ Vous êtes entraînée : faites 20 touchés alternés avec la jambe gauche tendue, puis 20 avec la jambe droite tendue.

→ Vous reprenez l'entraînement : faites 10 touchés alternés avec la jambe gauche tendue, puis 10 avec la jambe droite tendue.

POUR LES DOS FRAGILES

- Placez un coussin sous les hanches.
- Reposez la tête sur le sol à chaque fois.
- Faites les enchaînements lentement.

les bienfaits de l'exercice

Il raffermit la région du ventre et de l'estomac.

deux variantes

→ Faites 30 touchés alternés en inversant la position des jambes à chaque fois.**

→ Faites 30 touchés alternés en touchant 2 fois chaque pied.**

Pensez à bien rentrer le ventre pendant la pratique de cet exercice.

3 dessiner des huit avec la jambe supérieure

Pour tonifier les fessiers.

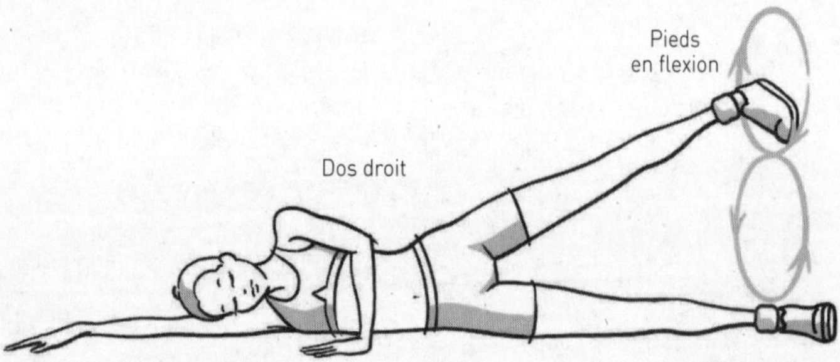

pour bien se placer

→ Allongez-vous sur le côté et placez les jambes tendues l'une sur l'autre, dans le prolongement du corps.

→ Faites des huit avec la jambe supérieure sur un rythme lent.**

VEILLEZ À...
Conserver les jambes en hyperextension.

pour bien respirer

Inspirez par le nez et expirez par la bouche le plus lentement possible.

répétitions

→Vous êtes entraînée : faites 2 séries de 15 huit dans un sens et 15 huit dans l'autre pour chaque jambe.

→Vous reprenez l'entraînement : faites 2 séries de 15 huit dans un sens et 15 huit dans l'autre de chaque jambe.

les bienfaits de l'exercice

Il tonifie l'extérieur des hanches et l'intérieur des cuisses.

deux variantes

→Pour chaque jambe, faites 30 huit dans un sens et dans l'autre, en alternance.**

→Pour chaque jambe, faites 30 huit dans un sens et dans l'autre, à 2 hauteurs différentes.**

Efforcez-vous de continuer l'exercice malgré l'inconfort qui survient au bout d'un moment.

POUR LES DOS FRAGILES

• Placez un coussin sous la tête.
• Faites une rétroversion du bassin (poussée du pubis vers l'avant).
• Étirez la tête et le bras tendu au maximum vers l'avant.

QUESTION/ RÉPONSE

La technique est-elle plus efficace si l'on place la jambe active un peu en arrière ?

Elle active simplement un peu plus certaines fibres musculaires et étire davantage le quadriceps.

4 passages avant-arrière de la jambe supérieure

Pour tonifier les fessiers.

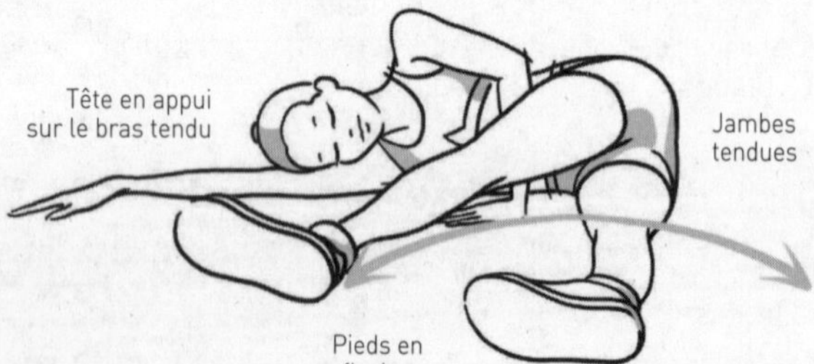

pour bien se placer

→ Allongez-vous sur le côté et placez les jambes tendues à angle droit avec le buste.

→ Faites passer la jambe supérieure de part et d'autre de la jambe inférieure en travaillant à votre rythme.**

VEILLEZ À...

- Conserver les jambes tendues.
- Avoir le dos plat.

---

pour bien respirer

Inspirez par le nez et expirez par la bouche le plus lentement possible.

répétitions

→ Vous êtes entraînée : faites 2 séries de 30 passages avant-arrière pour chaque jambe.

→ Vous reprenez l'entraînement : faites 2 séries de 15 passages avant-arrière pour chaque jambe.

les bienfaits de l'exercice

Il raffermit la partie latérale des fessiers et l'intérieur des cuisses.

deux variantes

→ Faites 2 séries de 20 passages avant-arrière de la jambe supérieure en décollant en permanence la jambe inférieure.**

→ Faites 2 séries de 20 passages avant-arrière de la jambe supérieure en alternant 4 passages très lents avec 4 rapides.**

Efforcez-vous de continuer l'exercice malgré l'inconfort qui survient au bout d'un moment.

POUR LES DOS FRAGILES

• Placez un coussin sous
la tête et un autre sous les hanches.
• Fléchissez la jambe inférieure en maintenant le genou contre la poitrine.
• Faites une rétroversion du bassin (poussée du pubis vers l'avant).

QUESTION/ RÉPONSE

À quelle hauteur doit-on élever la jambe ?

À 40 cm du sol environ.

5 stretching : écart maximal des jambes

Pour allonger les muscles, éviter les courbatures et se détendre.

pour bien se placer

→ Mettez-vous à genoux et élevez les bras à la verticale en entrelaçant vos doigts.

→ Écartez les cuisses au maximum pendant 12 secondes, tout en étirant le plus possible les bras vers le haut.*

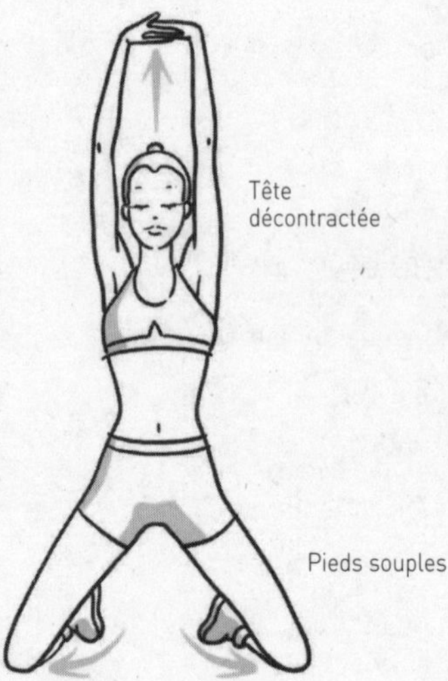

VEILLEZ À...

- Écarter les jambes de façon symétrique.
- Étirer les épaules au maximum vers l'arrière.

QUESTION/ RÉPONSE

Peut-on arrondir le bas du dos ?

Pourquoi pas ! Mais c'est un autre exercice...

➔ pour bien respirer

Inspirez par le nez et expirez par la bouche le plus lentement possible.

➔ répétitions

→Vous avez l'habitude : faites 2 étirements.

→Vous n'avez pas l'habitude : enchaînez 3 étirements.

➔ les bienfaits de l'exercice

Il améliore fortement l'écart des jambes et étire efficacement la colonne vertébrale.

POUR LES DOS FRAGILES

- Faites une rétroversion du bassin (poussée du pubis vers l'avant).
- Placez un coussin sous chaque genou.

➔ deux variantes

→Penchez 2 fois le buste à gauche pendant 8 secondes, puis 2 fois à droite.*

→Étirez 3 fois le dos et les jambes pendant 10 secondes en inclinant légèrement le buste vers l'avant.*

N'oubliez pas de vous décontracter pendant une dizaine de secondes entre chaque posture.

programme du samedi en 10 minutes

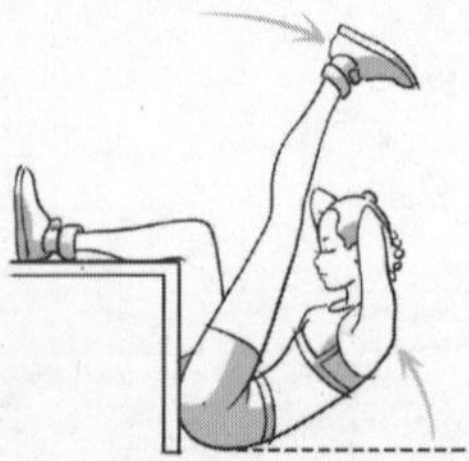

EXERCICE 1

Rapprochés simultanés du buste et d'une jambe**

Pour tonifier les abdominaux.

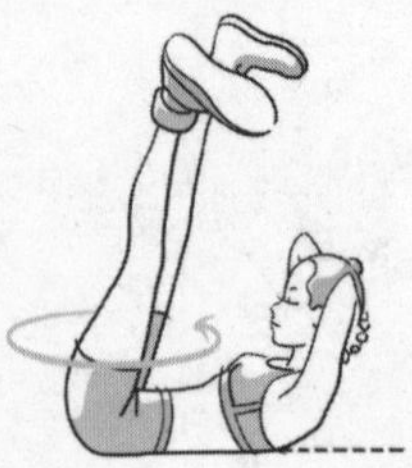

EXERCICE 2

Cercles du bassin avec les jambes écartées**

Pour tonifier les abdominaux.

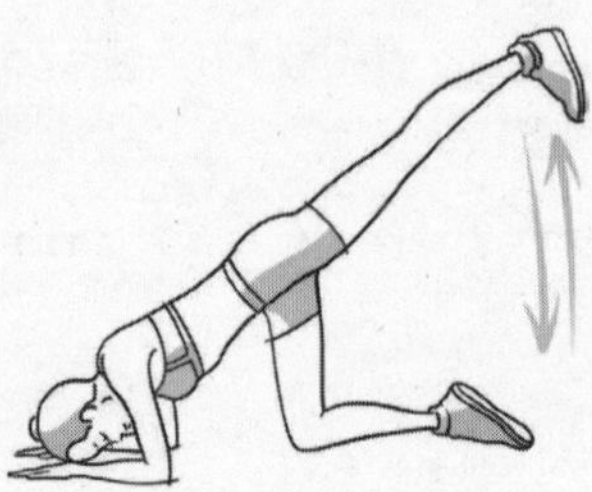

EXERCICE 3

Cercles du bassin avec les jambes écartées**

Pour tonifier les fessiers.

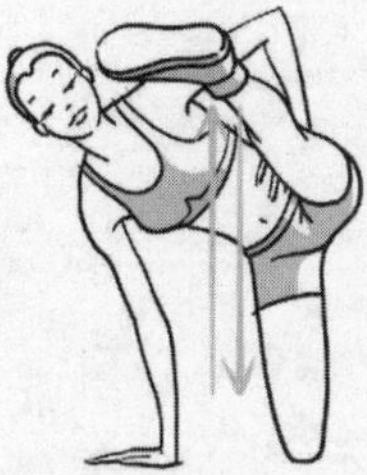

EXERCICE 4

Élévations de la jambe en avant***

Pour tonifier les fessiers.

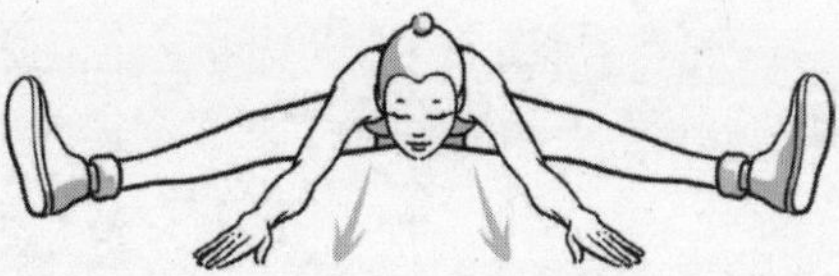

STRETCHING

Étirements des bras en avant avec les jambes écartées**

Pour allonger les muscles, éviter les courbatures et se détendre.

❶ rapprochés simultanés du buste et d'une jambe

Pour tonifier les abdominaux.

➔ pour bien se placer

→ Allongez-vous sur le dos, les mollets posés sur une chaise.

→ Relevez le buste en nouant les doigts derrière la nuque.

→ Élevez une jambe tendue à la verticale.

→ Rapprochez le buste et la jambe à votre rythme.**

VEILLEZ À...

- Ne pas casser la nuque.
- Ne pas fléchir la jambe active.
- Placer le bassin près de la chaise.
- Arrondir le moins possible le dos.

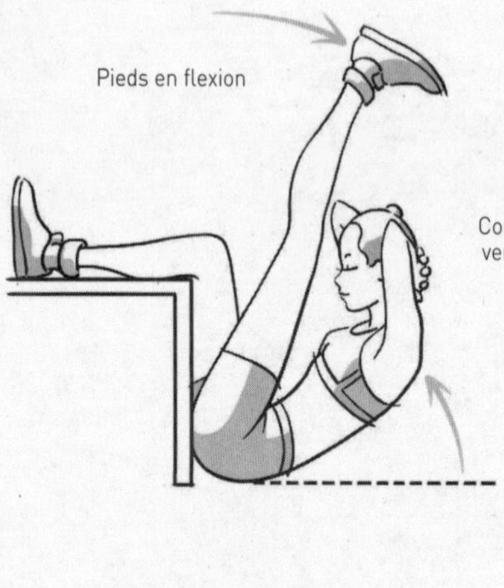

pour bien respirer

Inspirez par le nez en éloignant le buste et la jambe. Expirez par la bouche en les rapprochant.

répétitions

→ Vous êtes entraînée : faites 2 séries de 20 rapprochés pour chaque jambe.

→ Vous reprenez l'entraînement : faites 2 séries de 15 rapprochés pour chaque jambe.

les bienfaits de l'exercice

Il renforce tous les muscles abdominaux de face et assouplit l'arrière des jambes.

deux variantes

→ Faites 30 relevés de buste pour chaque jambe en prenant appui sur le rebord de la chaise avec le talon (mollet décollé).**

→ Faites 30 relevés de buste pour chaque jambe en abaissant alternativement la jambe vers l'épaule droite puis vers l'épaule gauche.**

Pensez à bien rentrer le ventre pendant la pratique de cet exercice.

POUR LES DOS FRAGILES

- Placez un coussin sous les hanches.
- Reposez la tête au sol sur un coussin après chaque relevé de buste.

QUESTION/ RÉPONSE

Peut-on décoller les fessiers du sol ?

Oui ! Mais avec modération : mieux vaut ramener le plus possible le buste vers le haut plutôt que de trop rapprocher la jambe.

2 cercles du bassin avec les jambes écartées

Pour tonifier les abdominaux.

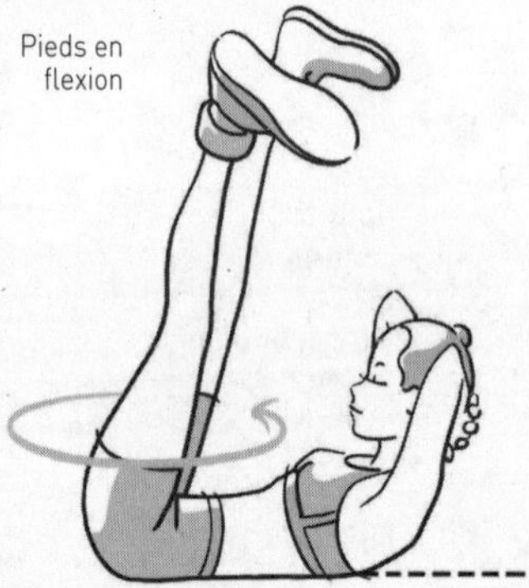

pour bien se placer

→Allongez-vous sur le dos et écartez les jambes à la verticale en les tendant bien.

→Redressez le buste.

→Faites ainsi des cercles du bassin avec les jambes écartées au maximum, en travaillant sur un rythme lent.**

pour bien respirer

Inspirez par le nez et expirez par la bouche le plus lentement possible.

VEILLEZ À...

- Ne pas descendre les jambes vers le sol, ce qui génère une cambrure lombaire.
- Conserver le buste immobile et le plus haut possible.
- Conserver un écart constant entre les jambes : c'est le bassin qui réalise les cercles, les jambes ne font que suivre...

répétitions

→ Vous êtes entraînée : faites 2 séries de 20 cercles dans un sens et 20 cercles dans l'autre.

→ Vous reprenez l'entraînement : faites 2 séries de 12 cercles dans un sens et 12 cercles dans l'autre.

les bienfaits de l'exercice

Il raffermit efficacement le ventre, est excellent pour la circulation sanguine et assouplit l'écart des jambes.

deux variantes

→ Placez la tête et les bras sur le sol et faites 20 cercles lents dans un sens puis 20 dans l'autre, en soulevant le bassin.**

→ Faites 30 cercles lents dans un sens et dans l'autre.**

Pensez à bien rentrer le ventre pendant la pratique de cet exercice.

POUR LES DOS FRAGILES

• Placez un coussin sous les hanches.
• Laissez la tête en repos sur un coussin.

QUESTION/ RÉPONSE

Quelles sont les caractéristiques qui rendent cette technique efficace ?

La lenteur du travail, l'extension et l'écart maximal des jambes.

3 élévations de la jambe en arrière

Pour tonifier les fessiers.

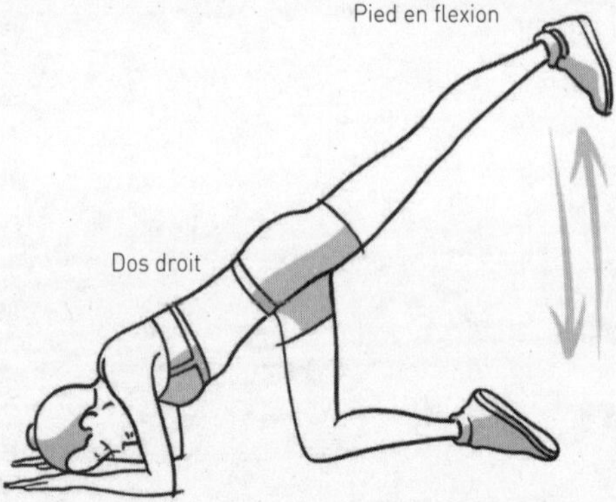

pour bien se placer

- À genoux, fléchissez complètement le buste vers l'avant et placez la tête sur vos mains.
- Élevez une jambe tendue vers l'arrière en gardant l'autre repliée.
- Faites des battements de moyenne amplitude avec la jambe arrière, en travaillant sur un rythme dynamique.*

VEILLEZ À...

Conserver le dos bien plat.

➔ pour bien respirer

Inspirez par le nez et expirez par la bouche le plus lentement possible.

➔ répétitions

→ Vous êtes entraînée : faites 2 séries de 30 battements pour chaque jambe.

→ Vous reprenez l'entraînement : faites 2 séries de 20 battements pour chaque jambe.

➔ les bienfaits de l'exercice

Il durcit essentiellement le haut des fessiers.

➔ deux variantes

→ Faites 30 battements pour chaque jambe en alternant 1 grand battement avec 1 petit.**

→ Faites 30 battements pour chaque jambe en tenant en équilibre sur les orteils du pied d'appui.**

Efforcez-vous de continuer l'exercice malgré l'inconfort qui survient au bout d'un moment.

POUR LES DOS FRAGILES

- Ne soulevez pas trop la jambe.
- Placez un coussin sous le genou au sol.
- Travaillez avec contrôle.

QUESTION/ RÉPONSE

À quelle hauteur doit-on élever la jambe ?

Le plus haut possible afin de bien contracter les muscles fessiers.

❹ élévations de la jambe en avant

Pour tonifier les fessiers.

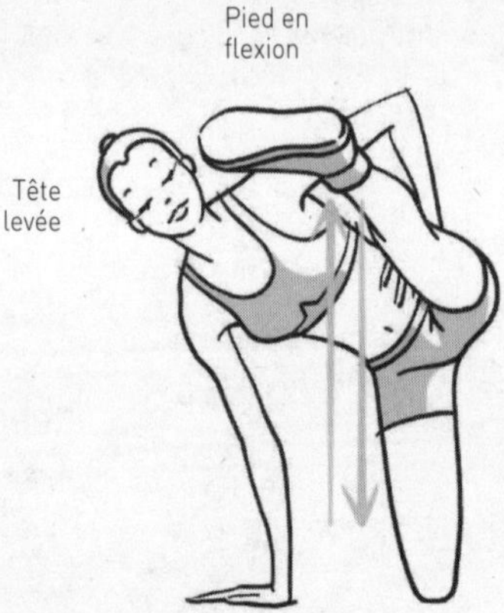

pour bien se placer

→ Mettez-vous à genoux et basculez sur un côté en prenant appui sur le sol avec la main.

→ Élevez la jambe opposée et tendez-la.

→ Faites des élévations de cette jambe vers l'avant.***

VEILLEZ À...

- Garder le dos bien plat (on a tendance à l'arrondir).
- Garder la jambe d'action tendue et bien devant vous.

---

pour bien respirer

Inspirez par le nez en descendant la jambe et expirez par la bouche en la remontant.

répétitions

→ Vous êtes entraînée : faites 2 séries de 15 élévations pour chaque jambe.

→ Vous reprenez l'entraînement : faites 2 séries de 8 élévations pour chaque jambe.

les bienfaits de l'exercice

Il raffermit le bas des fessiers, les muscles abdominaux de face, ainsi que la cuisse.

deux variantes

→ Alternez 20 élévations devant et sur le côté pour chaque jambe.***

→ Faites 20 élévations en avant en alternant 1 grande élévation et 1 petite.***

Pensez à bien rentrer le ventre pendant la pratique de cet exercice.

POUR LES DOS FRAGILES

• Faites une rétroversion du bassin (poussée du pubis vers l'avant).
• Placez un coussin sous le genou d'appui.

QUESTION/ RÉPONSE

Est-il normal de ressentir les effets de l'exercice d'abord sur la cuisse plutôt que sur les fessiers ?

Oui !

5 stretching : étirements des bras en avant avec les jambes écartées

Pour allonger les muscles, éviter les courbatures et se détendre.

pour bien se placer

→Asseyez-vous, jambes tendues et écartées au maximum.

→Fléchissez le buste vers l'avant.

→Avancez les mains le plus loin possible pendant 15 secondes.**

VEILLEZ À...

- Garder le dos le plus plat possible (quitte à moins descendre le buste).
- Écarter les jambes au maximum.

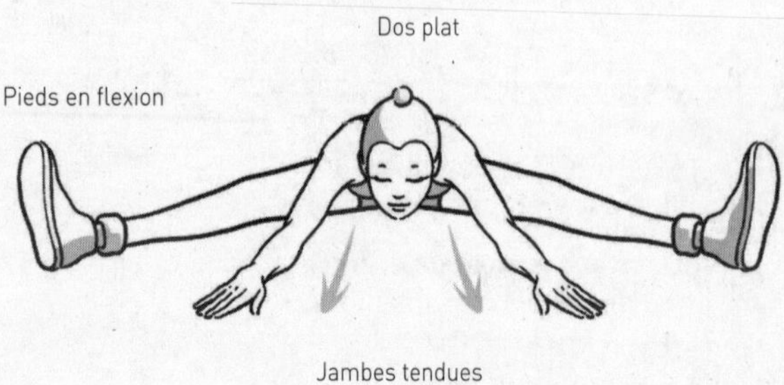

pour bien respirer

Inspirez par le nez et expirez par la bouche le plus lentement possible.

répétitions

→ Vous avez l'habitude : faites 2 étirements.

→ Vous n'avez pas l'habitude : enchaînez 3 étirements.

les bienfaits de l'exercice

Il assouplit le bas du dos, les épaules et l'intérieur des cuisses.

deux variantes

→ Étirez 3 fois chaque bras devant vous pendant 10 secondes.**

→ Étirez 3 fois les bras écartés devant vous pendant 15 secondes.**

N'oubliez pas de vous décontracter pendant une dizaine de secondes entre chaque posture.

POUR LES DOS FRAGILES

- Placez un coussin d'au moins 10 cm d'épaisseur sous les fessiers.
- Étirez en permanence la tête dans le prolongement de la colonne vertébrale.

QUESTION/RÉPONSE

Doit-on réaliser la posture, même si l'on n'arrive pas à fléchir le buste ?

Absolument ! Mieux vaut-il se contenter de basculer très peu le buste en gardant le dos plat que de mal se placer en arrondissant le dos.

semaine 4

programme du lundi en 10 minutes

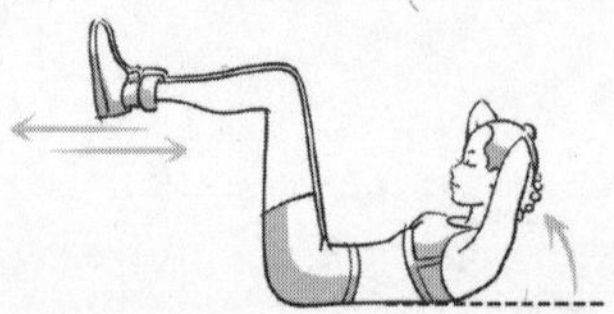

EXERCICE 1

Déplacements des jambes parallèles au sol**

Pour tonifier les abdominaux.

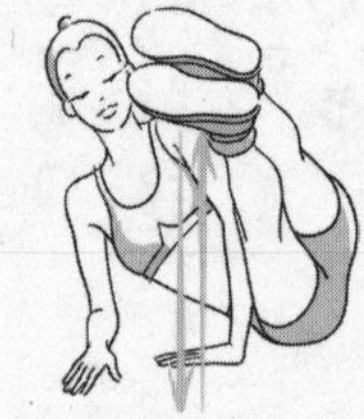

EXERCICE 2

Élévations des jambes serrées**

Pour tonifier les abdominaux.

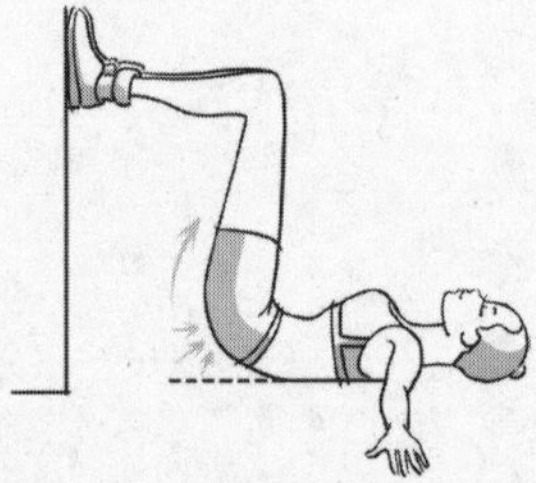

EXERCICE 3

Élévations du bassin en contractant les fessiers**

Pour tonifier les fessiers.

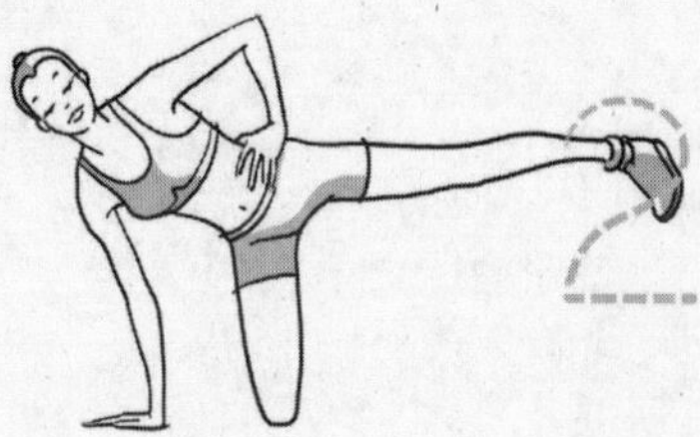

EXERCICE 4

Dessiner des chiffres avec la jambe***

Pour tonifier les fessiers.

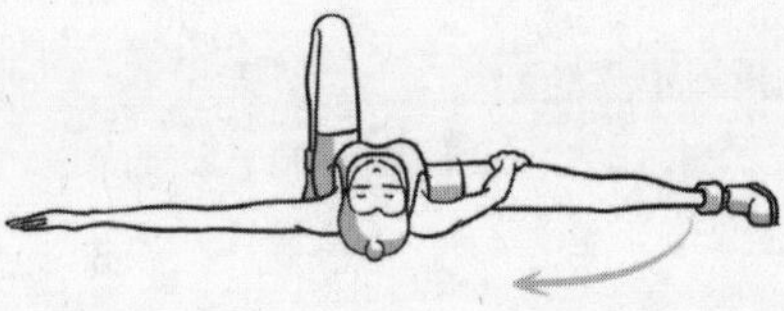

STRETCHING

Écart latéral d'une jambe**

Pour allonger les muscles, éviter les courbatures et se détendre.

❶ déplacements des jambes parallèles au sol

Pour tonifier les abdominaux.

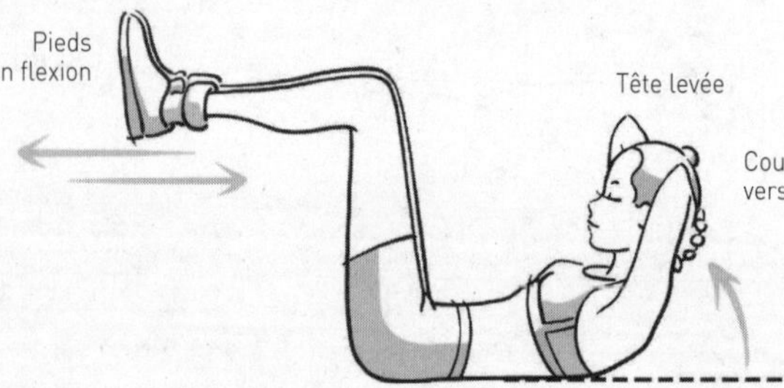

➔ pour bien se placer

→ Allongez-vous sur le dos, relevez le buste et maintenez-le immobile.

→ Placez les mollets serrés parallèles au sol.

→ Déplacez les jambes serrées d'avant en arrière sur un rythme lent, en veillant à garder les mollets parallèles au sol.**

VEILLEZ À…

- Conserver les mollets parallèles au sol.
- Ne pas cambrer.

➔ pour bien respirer

Inspirez par le nez en ramenant les jambes vers vous et expirez par la bouche en les éloignant.

répétitions

→Vous êtes entraînée : faites 2 séries de 20 déplacements des jambes.

→Vous reprenez l'entraînement : faites 2 séries de 12 déplacements des jambes.

les bienfaits de l'exercice

Il raffermit essentiellement le ventre et les cuisses.

deux variantes

→Faites 2 séries de 20 déplacements avec les jambes écartées.**

→Faites 2 séries de 30 déplacements en alternant 2 mouvements rapides avec 2 lents.**

Pensez à bien rentrer le ventre pendant la pratique de cet exercice.

POUR LES DOS FRAGILES

- Placez un coussin sous les hanches.
- Laissez la tête en repos sur un coussin.

QUESTION/ RÉPONSE

Doit-on ramener les jambes très près du visage ?

Non ! On ne doit les ramener que jusqu'à ce que les cuisses soient perpendiculaires au sol.

2 élévations des jambes serrées

Pour tonifier les abdominaux.

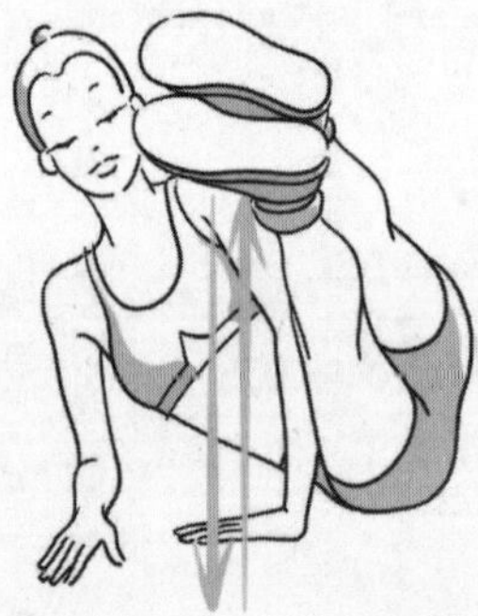

pour bien se placer

- Allongez-vous sur le côté, en appui sur un avant-bras.
- Ramenez les jambes tendues et serrées à angle droit avec le buste.
- Faites des élévations des jambes à votre rythme.**

VEILLEZ À...

Conserver les jambes serrées en extension maximale.

QUESTION/ RÉPONSE

On a tendance à progressivement éloigner les jambes du corps. Est-ce vraiment à éviter ?

Oui ! Car plus les jambes s'éloignent, moins les muscles obliques sont exercés et plus la posture peut être fatigante pour le dos.

➔ pour bien respirer

Inspirez par le nez en redescendant les jambes. Expirez par la bouche en les élevant.

➔ répétitions

→Vous êtes entraînée : faites 2 séries de 20 élévations des jambes de chaque côté.

→Vous reprenez l'entraînement : faites 2 séries de 10 élévations des jambes de chaque côté.

➔ les bienfaits de l'exercice

Il raffermit les muscles abdominaux latéraux.

POUR LES DOS FRAGILES
- Fléchissez légèrement les jambes.
- Reposez les jambes après chaque élévation.

➔ deux variantes

→Faites 2 séries de 20 élévations avec les jambes écartées.**

→Faites 2 séries de 20 élévations en alternant 4 élévations lentes avec 4 rapides.**

Pensez à bien rentrer le ventre pendant la pratique de cet exercice.

3 élévations du bassin en contractant les fessiers

Pour tonifier les fessiers.

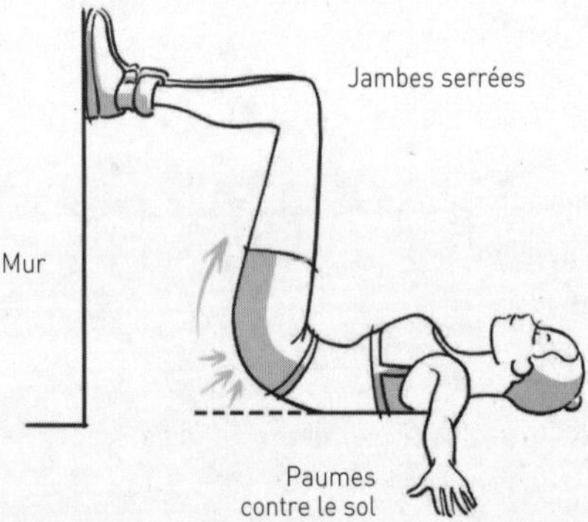

pour bien se placer

→ Allongez-vous sur le dos face à un mur, les bras en croix.

→ Jambes serrées, posez les pieds (ou les talons) assez haut sur ce mur.

→ Pratiquez de petites élévations du bassin en contractant bien les fessiers à votre rythme. Ne reposez pas le bassin au sol entre chaque élévation.**

VEILLEZ À...

- Vous exercer sur un rythme régulier et sans à-coups.
- Contracter au maximum les fessiers.
- Ne jamais tendre les pieds ni cambrer le dos sur cet exercice.

➔ pour bien respirer

Inspirez par le nez et expirez par la bouche le plus lentement possible.

➔ répétitions

→ Vous êtes entraînée : faites 2 séries de 30 élévations.

→ Vous reprenez l'entraînement : faites 2 séries de 15 élévations.

➔ les bienfaits de l'exercice

Il restructure la partie médiane et basse des fessiers.

➔ deux variantes

→ Faites 2 séries de 20 grandes élévations du bassin en redescendant le bassin presque à toucher le sol.**

→ Faites 2 séries de 20 élévations du bassin avec les jambes écartées.**

Efforcez-vous de continuer l'exercice malgré l'inconfort qui survient au bout d'un moment.

POUR LES DOS FRAGILES

- Placez un coussin sous la tête.
- Faites des mouvements lents de petite amplitude.

QUESTION/ RÉPONSE

À quelle hauteur doit-on positionner les pieds sur le mur ?

Placez-les de façon à pouvoir décoller le bassin de 50 cm du sol environ.

4 dessiner des chiffres avec la jambe

Pour tonifier les fessiers.

pour bien se placer

→ Mettez-vous à genoux et basculez sur un côté en prenant appui sur le sol avec la main.

→ Soulevez la jambe opposée à la main.

→ Dessinez des chiffres avec cette jambe sur un rythme lent, sans reposer le pied au sol.*

VEILLEZ À...

- Placer sur la même ligne la jambe active, la main et le genou d'appui.
- Dessiner des chiffres d'assez grande amplitude.
- Conserver le dos immobile.

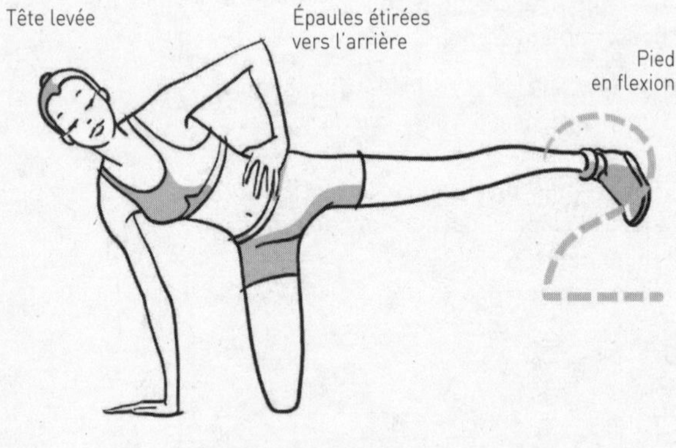

➔ pour bien respirer

Inspirez par le nez et expirez par la bouche le plus lentement possible.

➔ répétitions

→Vous êtes entraînée : dessinez les chiffres de 0 à 10 avec chaque jambe.

→Vous reprenez l'entraînement : dessinez les chiffres de 0 à 5 avec chaque jambe.

➔ les bienfaits de l'exercice

Il restructure en profondeur et globalement les muscles fessiers.

➔ deux variantes

→Pour chaque jambe, dessinez les chiffres de 0 à 10 en alternant 1 grand chiffre avec 1 petit.***

→Pour chaque jambe, dessinez les chiffres de 0 à 10 avec un temps d'arrêt de 3 secondes entre chaque chiffre, mais sans reposer le pied au sol.***

Efforcez-vous de continuer l'exercice malgré l'inconfort qui survient au bout d'un moment.

POUR LES DOS FRAGILES

• Faites une rétroversion du bassin (poussée du pubis vers l'avant).
• Ne soulevez pas trop la jambe active.

QUESTION/ RÉPONSE

Doit-on essayer d'élever la jambe active au maximum ?

Oui !

5 stretching : écart latéral d'une jambe

Pour allonger les muscles, éviter les courbatures et se détendre.

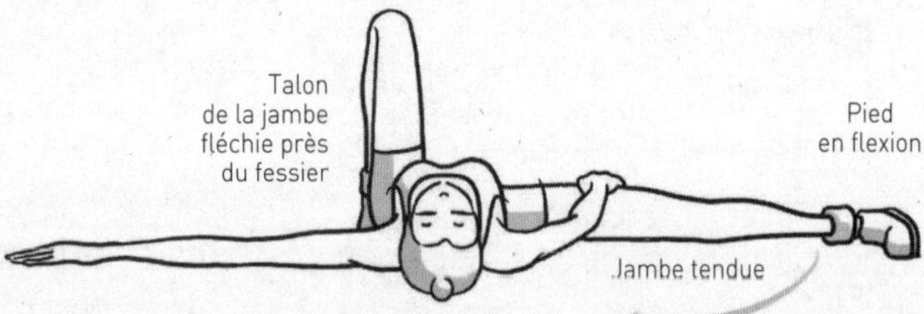

pour bien se placer

→Allongez-vous sur le dos et repliez une jambe.

→Tendez l'autre jambe et écartez-la sur le côté.

→Avec une main, tirez cette jambe en extension sur le côté pendant 15 secondes.*

VEILLEZ À...

- Avoir le talon de la jambe pliée près du fessier.
- Conserver les fessiers sur le sol.
- Garder la jambe étirée en hyperextension

pour bien respirer

Inspirez par le nez et expirez par la bouche le plus lentement possible.

➔ répétitions

→Vous avez l'habitude : faites 1 étirement de chaque jambe.

→Vous n'avez pas l'habitude : faites 2 étirements de chaque jambe.

les bienfaits de l'exercice

Il étire les muscles de l'intérieur et de l'arrière des cuisses.

➔ deux variantes

→Écartez 2 fois chaque jambe pendant 15 secondes, avec le pied en extension.*

→Écartez 2 fois chaque jambe pendant 15 secondes en alternant 1 ramené vers le visage et 1 autre sur le côté.**

N'oubliez pas de vous décontracter pendant une dizaine de secondes entre chaque posture.

POUR LES DOS FRAGILES

• Placez un coussin sous la tête et un autre sous les hanches.

QUESTION/ RÉPONSE

Peut-on décoller la tête du sol ?

Si possible non, car cela peut occasionner des contractions cervicales

programme du mardi en 10 minutes

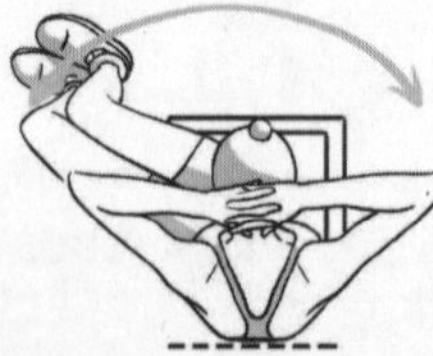

EXERCICE 1

Déplacements latéraux des jambes semi-fléchies**

Pour tonifier les abdominaux.

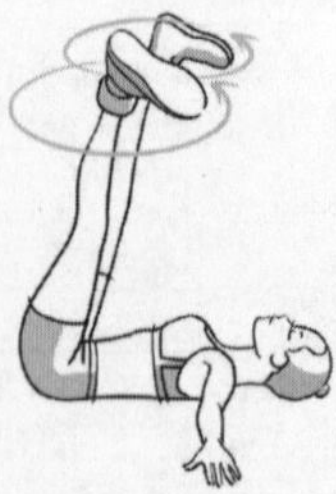

EXERCICE 2

Cercles alternés des jambes***

Pour tonifier les abdominaux.

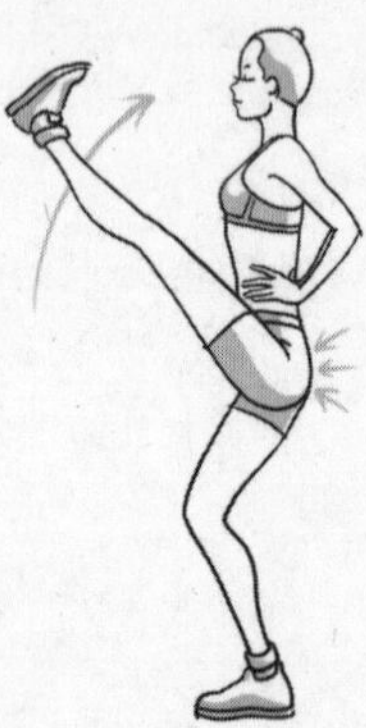

EXERCICE 3

Élévations d'une jambe en contractant les fessiers**

Pour tonifier les fessiers.

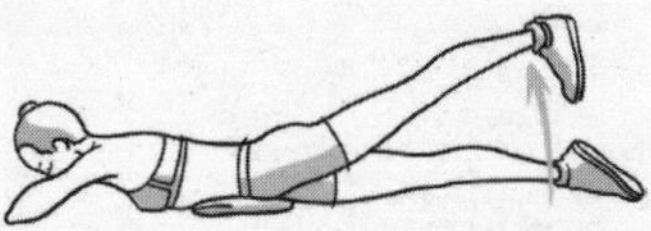

EXERCICE 4

Élévations arrière d'une jambe en contractant les fessiers*

Pour tonifier les fessiers.

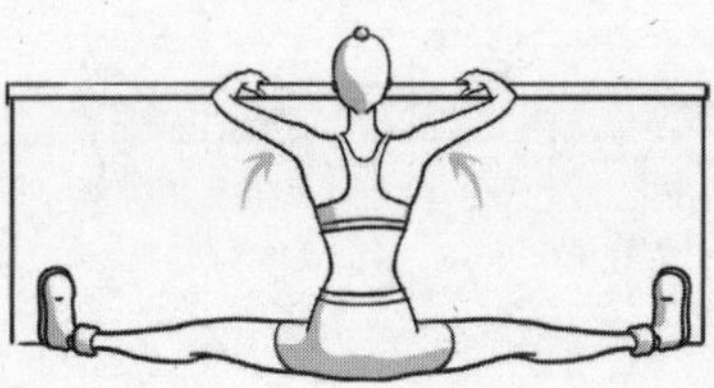

STRETCHING

Écartement des jambes*

Pour allonger les muscles, éviter les courbatures et se détendre.

❶ déplacements latéraux des jambes semi-fléchies

Pour tonifier les abdominaux.

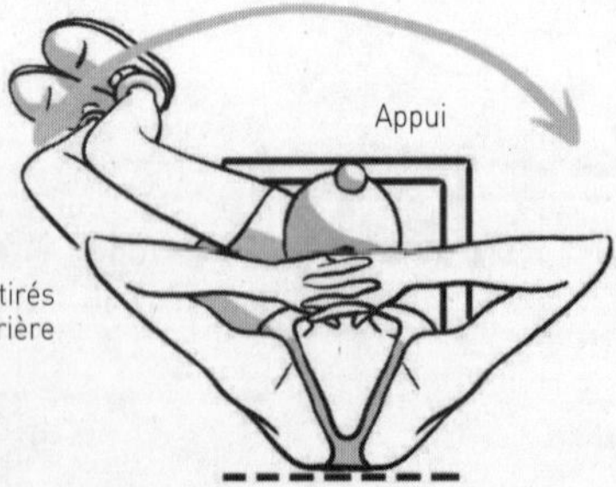

➔ pour bien se placer

→ Mettez-vous face à une chaise et placez les mollets sur le plateau du siège. Serrez les jambes.

→ Relevez le buste et gardez-le immobile.

→ Faites passer les jambes de gauche à droite de la chaise sans les reposer dessus et en les gardant pliées. Travaillez sur un rythme lent.**

VEILLEZ À...

- Bien faire passer les mollets au-dessus du siège.
- Conserver les jambes serrées.

QUESTION/ RÉPONSE

Peut-on tendre les jambes lorsqu'elles sont passées sur le côté du siège ?

Éventuellement ! C'est une autre variante de la technique de base.

➔ pour bien respirer

Inspirez par le nez en descendant les jambes et expirez par la bouche en les montant.

➔ répétitions

→ Vous êtes entraînée : faites 2 séries de 20 déplacements latéraux des jambes.

→ Vous reprenez l'entraînement : faites 2 séries de 10 déplacements latéraux des jambes.

➔ les bienfaits de l'exercice

Il renforce les muscles abdominaux de face et latéraux et raffermit les cuisses.

POUR LES DOS FRAGILES

- Placez un coussin sous les hanches.
- Laissez en permanence la tête sur un coussin et veillez à ce qu'elle reste bien décontractée.

➔ deux variantes

→ Faites 2 séries de 20 déplacements latéraux des jambes en faisant 1 relevé de buste à chaque changement de côté.**

→ Faites 2 séries de 20 déplacements latéraux avec les jambes bien tendues.**

Pensez à bien rentrer le ventre pendant la pratique de cet exercice.

② cercles alternés des jambes

Pour tonifier les abdominaux.

➔ pour bien se placer

→ Allongez-vous sur le dos, puis placez les jambes tendues et écartées à la verticale.

→ Placez les bras en croix.

→ Faites 1 cercle avec la jambe droite, puis 1 cercle avec la jambe gauche, dans le même sens et sur un rythme lent. Changez ensuite de sens.*

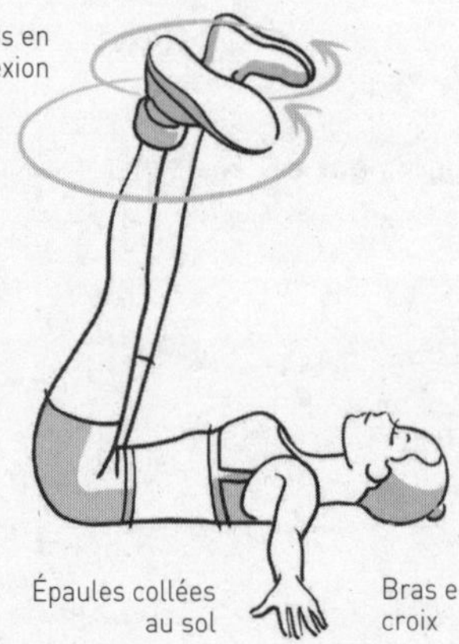

VEILLEZ À...

- Réaliser des cercles symétriques.
- Ne pas décoller les épaules du sol.

QUESTION/ RÉPONSE

Doit-on avoir les jambes écartées au maximum ?

Absolument !

pour bien respirer

Inspirez par le nez et expirez par la bouche le plus lentement possible.

répétitions

→ Vous êtes entraînée : faites 12 grands cercles dans un sens, en alternant jambe droite et jambe gauche, puis 12 dans l'autre.

→ Vous reprenez l'entraînement : faites 8 grands cercles, en alternant jambe droite et jambe gauche, puis 8 dans l'autre.

les bienfaits de l'exercice

Il raffermit les muscles du ventre et des côtés.

deux variantes

→ Faites 12 grands cercles dans un sens, puis 12 dans l'autre, en marquant un temps d'arrêt de 3 secondes en position basse des cercles.***

→ Faites 12 grands cercles dans un sens, puis 12 dans l'autre avec les jambes écartées.***

Pensez à bien rentrer le ventre pendant la pratique de cet exercice.

POUR LES DOS FRAGILES

- Glissez un coussin sous la tête et sous les hanches.
- Vous pouvez fléchir légèrement les jambes.
- Ne descendez que peu les jambes un peu fléchies sur le sol.

3 élévation d'une jambe en contractant les fessiers

Pour tonifier les fessiers.

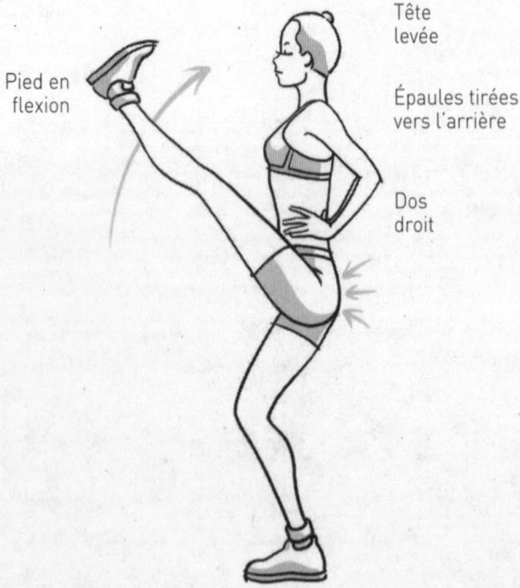
Pied en flexion
Tête levée
Épaules tirées vers l'arrière
Dos droit

pour bien se placer

→ Debout, fléchissez une jambe.

→ Faites des petites élévations de l'autre jambe tendue devant vous en contractant les fessiers à votre rythme.**

VEILLEZ À...

- Conserver le dos et la jambe d'appui immobiles.
- Élever la jambe active assez haut.

---

pour bien respirer

Inspirez par le nez et expirez par la bouche le plus lentement possible.

répétitions

→ Vous êtes entraînée : faites 2 séries de 25 élévations pour chaque jambe.

→ Vous reprenez l'entraînement : faites 2 séries de 10 élévations pour chaque jambe.

les bienfaits de l'exercice

Il raffermit les jambes et les fessiers.

deux variantes

→ Faites 2 séries de 25 élévations pour chaque jambe en fléchissant davantage la jambe d'appui à chaque élévation.**

→ Faites l'exercice en élevant la jambe active 1 fois à gauche et 1 fois à droite. Réalisez ainsi 2 séries de 20 élévations pour chaque jambe.**

Efforcez-vous de continuer l'exercice malgré l'inconfort qui survient au bout d'un moment.

POUR LES DOS FRAGILES

- Prenez appui avec une main sur un meuble.
- Exercez-vous en douceur et avec régularité.
- N'élevez pas la jambe trop haut.

QUESTION/ RÉPONSE

Doit-on élever la jambe le plus haut possible ?

Oui !

4 élévations arrière d'une jambe en contractant les fessiers

Pour tonifier les fessiers.

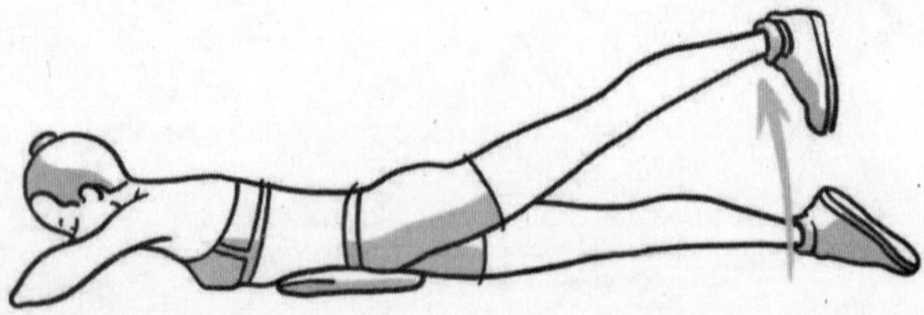

pour bien se placer

→ Allongez-vous sur le ventre, jambes tendues et serrées, un coussin sous la taille, et placez le menton sur vos mains.

→ Soulevez lentement une jambe tendue en contractant au maximum les fessiers.*

VEILLEZ À...

- Ne jamais creuser les reins.
- Étirer les jambes au maximum pendant tout l'exercice.

pour bien respirer

Inspirez par le nez et expirez par la bouche le plus lentement possible.

➔ répétitions

- ➔ Vous êtes entraînée : faites 2 séries de 25 élévations lentes pour chaque jambe.
- ➔ Vous reprenez l'entraînement : faites 2 séries de 12 élévations lentes pour chaque jambe.

➔ les bienfaits de l'exercice

Il raffermit les parties basse et médiane des fessiers.

➔ deux variantes

- ➔ Faites 2 séries de 12 élévations pour chaque jambe en marquant un arrêt de 6 secondes à chaque fois que la jambe se trouve en position haute.**
- ➔ Alternez l'élévation des jambes droite et gauche. Faites 2 séries de 12 élévations.*

Efforcez-vous de continuer l'exercice malgré l'inconfort qui survient au bout d'un moment.

POUR LES DOS FRAGILES

Vérifiez que le coussin est assez épais pour éviter de cambrer le dos.

QUESTION/ RÉPONSE

Doit-on contracter très fort les muscles fessiers en réalisant cet exercice ?

Absolument !

5 stretching : écartement des jambes

Pour allonger les muscles, éviter les courbatures et se détendre.

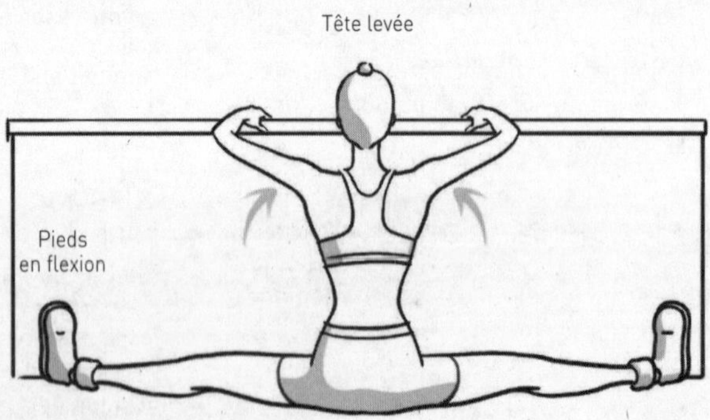

pour bien se placer

→Asseyez-vous face à un appui et écartez bras et jambes au maximum. Tendez bien les jambes.

→Rapprochez le buste de l'appui sans fléchir les jambes. Tenez la posture pendant 2 minutes.*

VEILLEZ À...

- Étirer la tête vers le haut en permanence.
- Conserver le dos plat et les jambes tendues au maximum.

pour bien respirer

Inspirez par le nez et expirez par la bouche le plus lentement possible.

répétitions

→Vous avez l'habitude : faites 1 assouplissement.

→Vous n'avez pas l'habitude : faites 2 assouplissements.

les bienfaits de l'exercice

Il améliore fortement l'élasticité des muscles de l'intérieur des cuisses.

deux variantes

→Fléchissez le buste vers la droite en déplaçant les mains et tenez la posture 1 minute, puis faites de même vers la gauche.*

→Fléchissez légèrement la jambe gauche et tenez la posture 1 minute en maintenant l'autre jambe tendue. Répétez l'étirement en changeant de jambe.*

N'oubliez pas de vous décontracter pendant une dizaine de secondes entre chaque posture.

POUR LES DOS FRAGILES

• Asseyez-vous sur un coussin.
• Placez vos mains sur un appui plus haut que les épaules.

QUESTION/ RÉPONSE

Est-ce aussi efficace si l'on fléchit un peu les jambes ?

Non ! Mieux vaut avoir un écart plus petit pour garder les jambes tendues qu'un écart trop grand avec les jambes fléchies.

programme du mercredi en 10 minutes

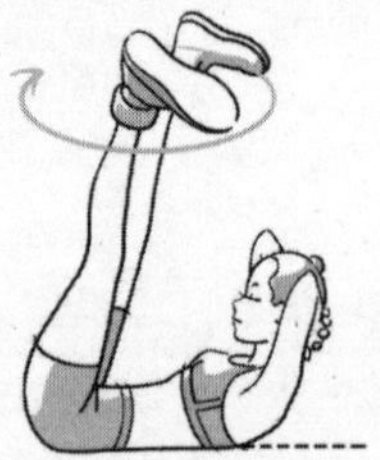

EXERCICE 1

Cercles d'une seule jambe*

Pour tonifier les abdominaux.

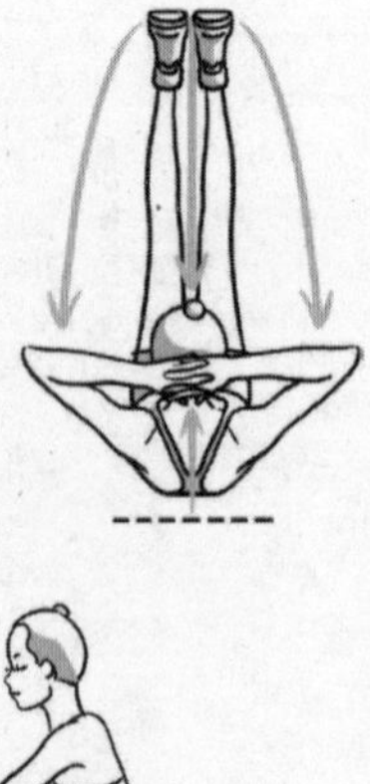

EXERCICE 2

Ramenés des jambes vers la droite, au centre et vers la gauche**

Pour tonifier les abdominaux.

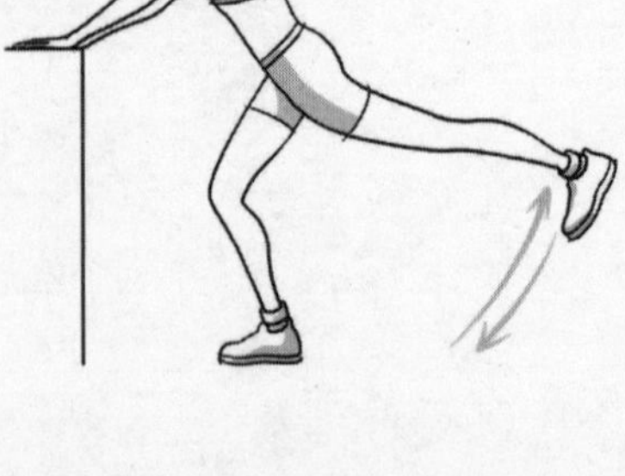

EXERCICE 3

Élévations arrière d'une jambe semi-fléchie*

Pour tonifier les fessiers.

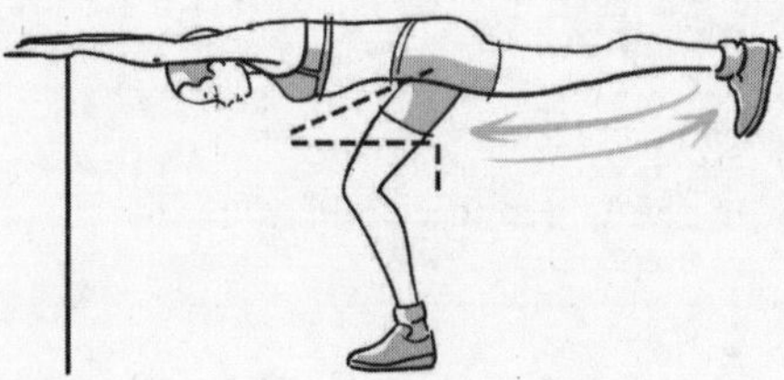

EXERCICE 4

Flexions-extensions arrière d'une jambe*

Pour tonifier les fessiers.

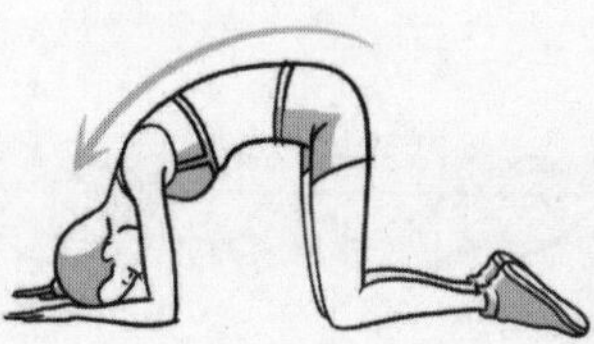

STRETCHING

Arrondi du dos*

Pour allonger les muscles, éviter les courbatures et se détendre.

❶ cercles d'une seule jambe

Pour tonifier les abdominaux.

➔ pour bien se placer

→Allongez-vous sur le dos, jambes tendues et écartées à la verticale.

→Gardez le buste relevé en permanence.

→Faites de grands cercles avec une jambe sur un rythme lent.*

VEILLEZ À...

- Conserver la jambe inactive parfaitement immobile.
- Relever au maximum le buste.
- Écarter le plus possible les jambes.

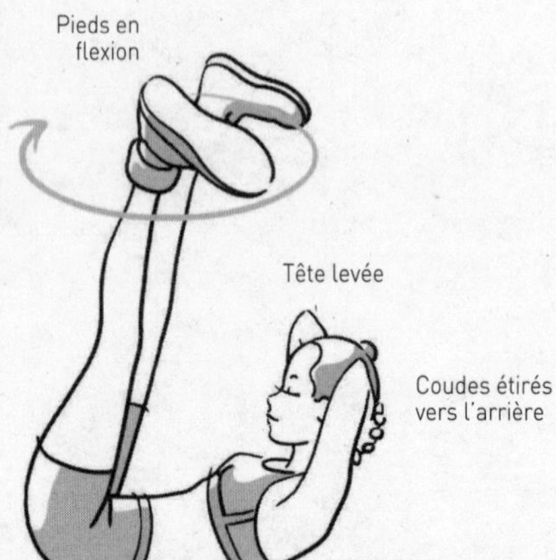

➔ pour bien respirer

Inspirez par le nez et expirez par la bouche le plus lentement possible.

➔ répétitions

→Vous êtes entraînée : faites 2 séries de 15 cercles dans un sens et 15 dans l'autre pour chaque jambe.

→Vous reprenez l'entraînement : faites 2 séries de 10 cercles dans un sens et 10 dans l'autre pour chaque jambe.

➔ les bienfaits de l'exercice

Il tonifie le ventre, ainsi que l'intérieur et l'extérieur des cuisses.

➔ deux variantes

→Faites 2 séries de 15 cercles dans un sens et dans l'autre en réalisant un relevé de buste simultané.**

→Faites 2 séries de 15 cercles dans un sens, puis 15 dans l'autre avec les pieds en extension.*

Pensez à bien rentrer le ventre pendant la pratique de cet exercice.

POUR LES DOS FRAGILES

- Placez un coussin sous les hanches.
- Laissez la tête en repos sur un autre coussin.
- Ramenez au maximum les jambes vers le visage.

QUESTION/ RÉPONSE

Doit-on écarter la jambe active au maximum ?

Oui ! Cela renforce l'action de la technique.

2 ramenés des jambes vers la droite, au centre et vers la gauche

Pour tonifier les abdominaux.

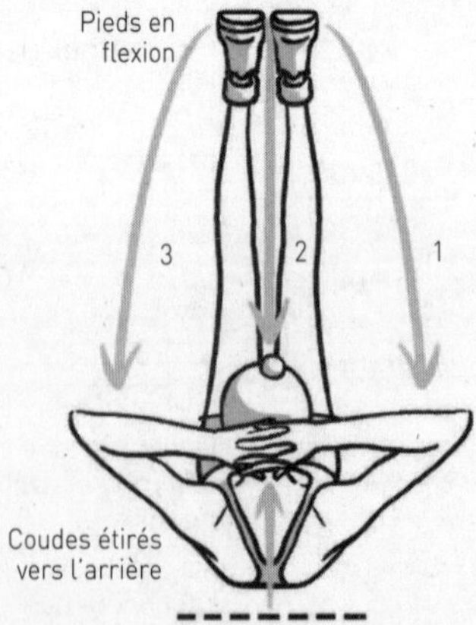

VEILLEZ À...

- Conserver le buste relevé et immobile.
- Garder les jambes en extension maximum.

QUESTION/ RÉPONSE

Doit-on réaliser des gestes de grande amplitude ?

Non ! Il s'agit de faire des mouvements contrôlés de moyenne amplitude.

pour bien se placer

→ Allongez-vous sur le dos, puis relevez le buste et maintenez-le immobile.

→ Élevez les jambes tendues et serrées à la verticale.

→ Alternez des ramenés de jambes vers l'épaule droite, vers le visage, puis vers l'épaule gauche, sur un rythme lent.**

➔ pour bien respirer

Inspirez par le nez en éloignant les jambes du buste. Expirez par la bouche en les rapprochant.

➔ répétitions

→Vous êtes entraînée: faites 2 séries de 10 enchaînements (1 enchaînement = 1 ramené de jambe à droite, 1 au centre et 1 à gauche).

→Vous reprenez l'entraînement : faites 2 séries de 5 enchaînements.

➔ les bienfaits de l'exercice

Il renforce l'ensemble de la masse abdominale de face et des côtés.

POUR LES DOS FRAGILES

- Placez un coussin sous les hanches.
- Laissez la tête en repos sur un coussin.
- Exercez-vous avec encore plus de lenteur.

➔ deux variantes

→Faites 2 séries de 10 enchaînements en relevant le buste à chaque ramené de jambe.**

→Faites 2 séries de 8 enchaînements en soulevant le bassin à la verticale à chaque ramené de jambe.**

Pensez à bien rentrer le ventre pendant la pratique de cet exercice.

3 élévations arrière d'une jambe semi-fléchie

Pour tonifier les fessiers.

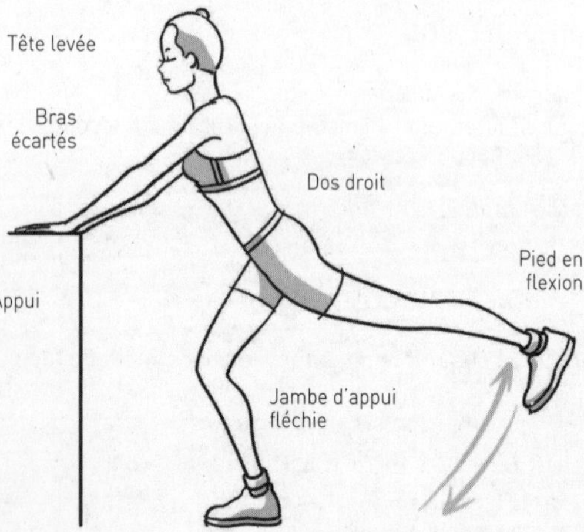
Tête levée
Bras écartés
Dos droit
Pied en flexion
Appui
Jambe d'appui fléchie
Pied perpendiculaire à l'appui

pour bien se placer

→ Debout, placez-vous face à un meuble d'appui.

→ Fléchissez une jambe et posez les mains sur l'appui.

→ Faites de petites élévations de l'autre jambe demi-fléchie vers l'arrière en travaillant à votre rythme.*

VEILLEZ À...

- Réaliser de petites élévations le plus haut possible.
- Conserver le dos droit.
- Garder la jambe d'appui immobile.

pour bien respirer

Inspirez par le nez et expirez par la bouche le plus lentement possible.

répétitions

→ Vous êtes entraînée : faites 2 séries de 30 élévations pour chaque jambe.

→ Vous reprenez l'entraînement : faites 2 séries de 15 élévations pour chaque jambe.

les bienfaits de l'exercice

Il raffermit le fessier de bas en haut.

deux variantes

→ Faites 2 séries de 30 élévations pour chaque jambe en alternant 1 élévation jambe tendue et 1 élévation jambe fléchie.**

→ Faites 2 séries de 30 élévations pour chaque jambe en vous mettant en équilibre sur les orteils de la jambe d'appui.**

Efforcez-vous de continuer l'exercice malgré l'inconfort qui survient au bout d'un moment.

POUR LES DOS FRAGILES

Fléchissez davantage la jambe d'appui.

QUESTION/ RÉPONSE

Peut-on fléchir complètement le mollet sur la cuisse ?

C'est possible, mais le mieux est d'avoir un angle droit entre le mollet et la cuisse.

4 flexions extensions arrière d'une jambe

Pour tonifier les fessiers.

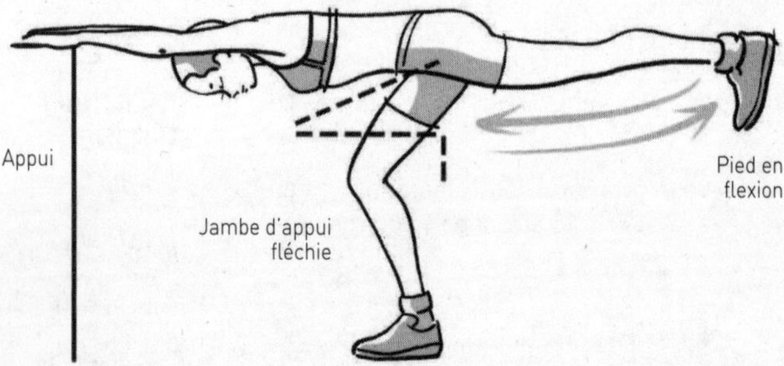

➔ pour bien se placer

→ Debout face à un appui, basculez le buste vers l'avant et posez les mains sur l'appui, bras tendus. Fléchissez une jambe.

→ Faites des flexions extensions de l'autre jambe. Le genou doit, si possible, venir toucher la poitrine à la fin de la flexion.*

VEILLEZ À...

- Garder la jambe d'appui immobile et bien fléchie.
- Maintenir la jambe active parallèle au sol.

➔ pour bien respirer

Inspirez par le nez en tendant la jambe et expirez par la bouche en la fléchissant

➔ répétitions

→ Vous êtes entraînée : faites 2 séries de 30 flexions extensions pour chaque jambe.

→ Vous reprenez l'entraînement : faites 2 séries de 20 flexions extensions pour chaque jambe.

➔ les bienfaits de l'exercice

Il raffermit l'ensemble des fessiers, ainsi que les jambes.

➔ deux variantes

→ Faites 2 séries de 30 flexions extensions pour chaque jambe en réalisant 1 extension sur les orteils de la jambe d'appui à chaque flexion de la jambe active.**

→ Faites 2 séries de 30 flexions extensions pour chaque jambe en alternant 1 flexion-extension dans l'axe du corps et 1 flexion-extension sur le côté.**

Efforcez-vous de continuer l'exercice malgré l'inconfort qui survient au bout d'un moment.

POUR LES DOS FRAGILES

- Exercez-vous avec lenteur.
- Arrondissez doucement le dos quand la jambe touche la poitrine.

QUESTION/ RÉPONSE

Le genou doit-il toucher la poitrine ?

Cela n'est pas une obligation, mais cela est possible.

5 stretching : arrondi du dos

Pour allonger les muscles, éviter les courbatures et se détendre.

pour bien se placer

→ Mettez-vous à quatre pattes en appui sur les avant-bras et placez la tête sur vos mains.

→ Arrondissez le dos au maximum pendant 8 secondes avant de le ramener parallèle au sol.*

VEILLEZ À...

- Avoir le haut des bras et les cuisses perpendiculaires au sol.
- Arrondir le dos de façon progressive.

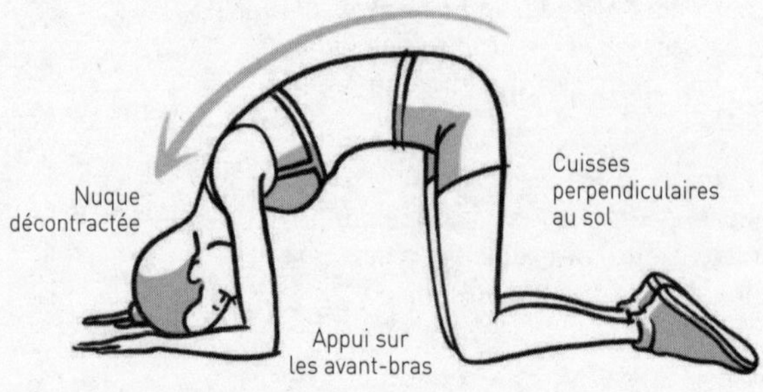

➔ pour bien respirer

Inspirez par le nez en ramenant le dos plat et expirez par la bouche en l'arrondissant.

➔ répétitions

→ Vous avez l'habitude : faites 2 étirements du dos.

→ Vous n'avez pas l'habitude : enchaînez 4 étirements du dos.

➔ les bienfaits de l'exercice

Il assouplit et détend très bien le dos. Il est recommandé en cas d'inconfort dorsal.

➔ deux variantes

→ Faites 3 arrondis du dos de 8 secondes debout, en posant les mains sur vos genoux.*

→ Faites 3 arrondis du dos de 8 secondes à genoux, en étirant les bras sur le sol.*

N'oubliez pas de vous décontracter pendant une dizaine de secondes entre chaque posture.

POUR LES DOS FRAGILES

- Restez 12 secondes en phase dos rond.
- Détendez bien votre nuque pendant toute la durée de la posture.

QUESTION/ RÉPONSE

Peut-on réaliser cet exercice en appui sur les mains ?

Non ! Il est préférable de le réaliser en appui sur les avant-bras. Sur les mains, on a tendance à cambrer lors du retour au dos plat.

programme du jeudi en 10 minutes

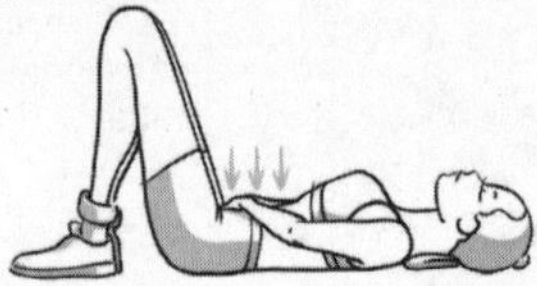

EXERCICE 1

Contractions du ventre avec appui des mains*

Pour tonifier les abdominaux.

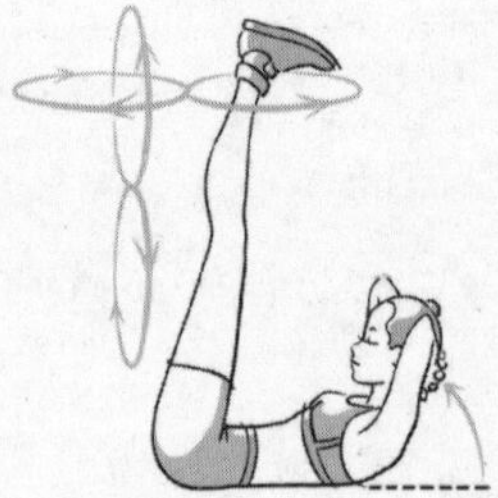

EXERCICE 2

Dessiner un huit à la verticale et à l'horizontale***

Pour tonifier les abdominaux.

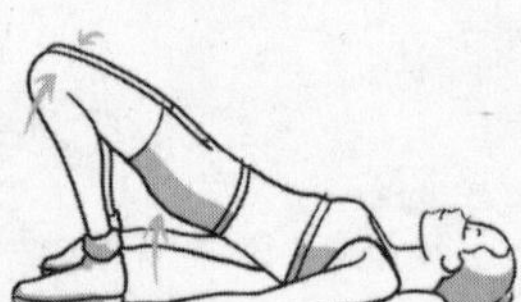

EXERCICE 3

Élévations du bassin suivies de rapprochés des genoux**

Pour tonifier les fessiers.

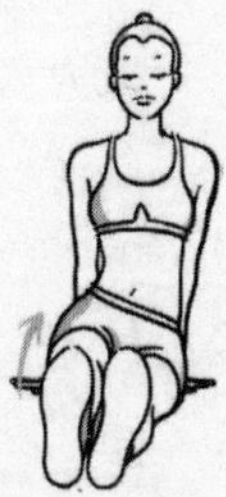

EXERCICE 4

Contractions des fessiers avec bascule du corps*

Pour tonifier les fessiers.

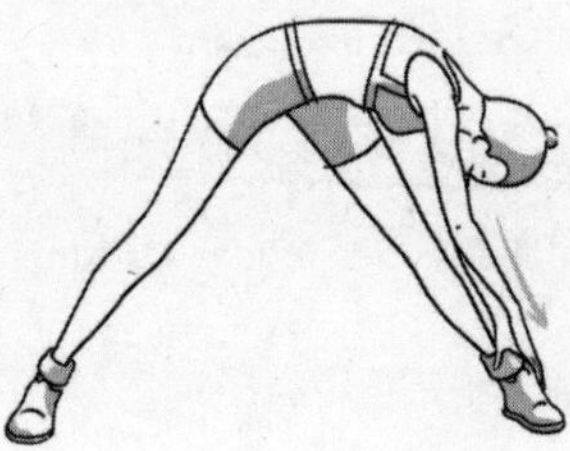

STRETCHING

Flexion du buste sur une jambe*

Pour allonger les muscles, éviter les courbatures et se détendre.

1 contractions du ventre avec appui des mains

Pour tonifier les abdominaux

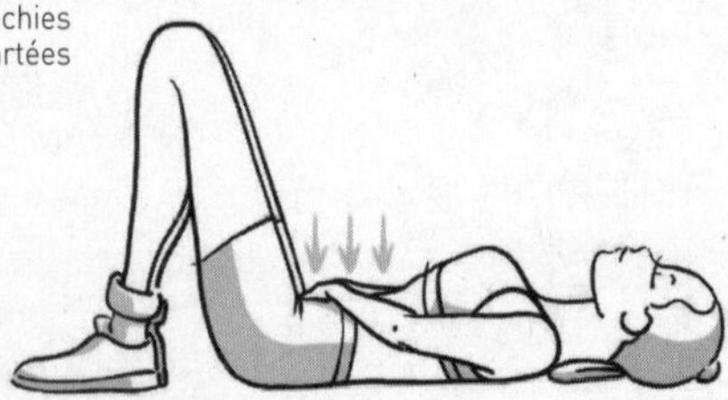

pour bien se placer

→ Allongez-vous sur le dos, jambes fléchies et un peu écartées, puis placez vos mains sur le ventre.

→ Contractez alors votre ventre pendant 6 secondes en exerçant une légère pression des paumes.

→ Relâchez-vous 6 secondes entre chaque pression.*

VEILLEZ À...

- Décontracter la nuque.
- Rester très concentrée.

---

pour bien respirer

Inspirez par le nez de préférence pendant la phase de relâchement et expirez par la bouche pendant la contraction.

répétitions

→Vous êtes entraînée : faites 8 contractions du ventre.

→Vous reprenez l'entraînement : faites 5 contractions du ventre.

les bienfaits de l'exercice

Il tonifie les muscles abdominaux de face.

deux variantes

→Faites 8 contractions de 6 secondes en tendant les jambes serrées à la verticale.**

→Faites 8 contractions de 6 secondes en décollant les pieds du sol.**

Pensez à bien rentrer le ventre pendant la pratique de cet exercice.

POUR LES DOS FRAGILES

- Placez un coussin sous les hanches et un autre sous la tête.
- Ramenez les genoux vers la poitrine si vous en ressentez le besoin.

QUESTION/ RÉPONSE

Doit-on contracter dans un sens précis les abdominaux ?

Cela n'est pas obligatoire. Certaines personnes préfèrent contracter les abdominaux de bas en haut, mais c'est un choix tout à fait personnel, le principal étant de les contracter progressivement !

2 dessiner un huit à la verticale et à l'horizontale

Pour tonifier les abdominaux.

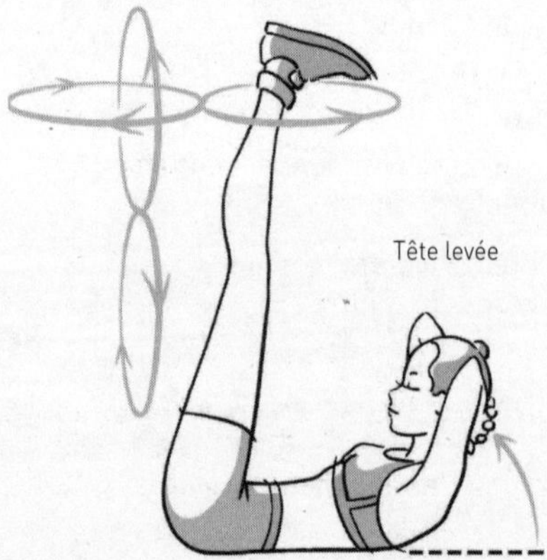

pour bien se placer

→ Allongez-vous sur le dos, puis élevez à la verticale les jambes tendues et serrées.

→ Relevez le buste et maintenez-le immobile.

→ Jambes serrées, réalisez 1 grand huit vertical puis 1 grand huit horizontal sur un rythme lent.***

VEILLEZ À...

- Ne jamais cambrer le dos.
- Réaliser des huit d'amplitude régulières.

➔ pour bien respirer

Inspirez par le nez et expirez par la bouche le plus lentement possible.

➔ répétitions

→ Vous êtes entraînée : faites 2 séries de 8 enchaînements (1 enchaînement = 1 huit horizontal et 1 huit vertical) dans un sens, puis dans l'autre.

→ Vous reprenez l'entraînement : faites 2 séries de 5 enchaînements dans un sens, puis dans l'autre.

➔ les bienfaits de l'exercice

Il exerce de façon complète l'ensemble de la masse abdominale.

➔ deux variantes

→ Faites 2 séries de 8 enchaînements dans un sens puis dans l'autre, avec les jambes légèrement écartées.***

→ Faites 2 séries de 8 enchaînements dans un sens, puis dans l'autre, en réalisant des relevés de buste à chaque boucle de huit.***

Pensez à bien rentrer le ventre pendant la pratique de cet exercice.

POUR LES DOS FRAGILES

- Placez un coussin sous les hanches.
- Mettez les bras en croix.
- Posez la tête sur un coussin.

QUESTION/ RÉPONSE

Peut-on soulever le bassin en réalisant cet exercice ?

Oui !

❸ élévations du bassin suivies de rapprochés des genoux

Pour tonifier les fessiers.

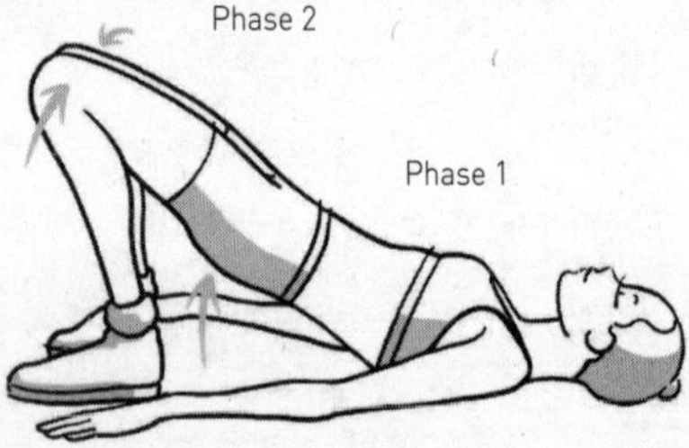

pour bien se placer

→ Allongez-vous sur le dos, bras le long du corps, mains touchant les talons, jambes fléchies et écartées.

→ Alternez 2 élévations du bassin et 2 rapprochés des genoux à votre rythme.**

VEILLEZ À...
Ne pas creuser les reins.

pour bien respirer

Inspirez par le nez en redescendant le bassin ou en écartant les genoux. Expirez par la bouche en montant le bassin et en rapprochant les genoux.

➔ répétitions

➔ Vous êtes entraînée : faites 2 séries de 20 enchaînements (1 enchaînement = 2 élévations du bassin et 2 rapprochés des genoux).

➔ Vous reprenez l'entraînement : faites 2 séries de 12 enchaînements.

➔ les bienfaits de l'exercice

Il raffermit efficacement les muscles fessiers et l'intérieur des cuisses.

➔ deux variantes

➔ Faites 2 séries de 20 enchaînements en alternant 2 mouvements rapides avec 2 lents.**

➔ Faites 2 séries de 20 enchaînements en équilibre sur les orteils.**

Efforcez-vous de continuer l'exercice malgré l'inconfort qui survient au bout d'un moment.

POUR LES DOS FRAGILES

- Placez un coussin sous la tête.
- Ne montez pas trop haut le bassin.

QUESTION/ RÉPONSE

Doit-on reposer le bassin sur le sol ?

Non ! Le bassin, en redescendant, doit juste effleurer le sol.

4 contractions des fessiers avec bascule du corps

Pour tonifier les fessiers.

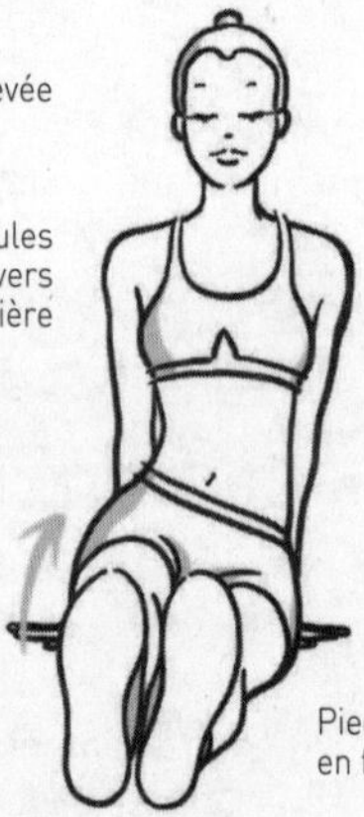

➔ pour bien se placer

→ Asseyez-vous, jambes tendues devant vous.

→ Placez les mains derrière le dos.

→ Contractez les fessiers au maximum en basculant le corps d'un fessier sur l'autre, sur un rythme très lent.*

VEILLEZ À...

- Conserver le dos droit.
- Contracter fortement les muscles fessiers.

➔ pour bien respirer

Inspirez par le nez et expirez par la bouche lentement.

➔ répétitions

→ Vous êtes entraînée : faites 30 bascules d'un fessier sur l'autre en les contractant bien.

→ Vous reprenez l'entraînement : faites 20 bascules d'un fessier sur l'autre en les contractant bien.

➔ les bienfaits de l'exercice

Il raffermit la partie médiane des fessiers, ainsi que les muscles des cuisses.

➔ deux variantes

→ Faites 30 bascules du corps en soulevant la jambe du fessier décollé.*

→ Faites 20 bascules du corps en tenant 4 secondes sur chaque bascule.*

Efforcez-vous de continuer l'exercice malgré l'inconfort qui survient au bout d'un moment.

POUR LES DOS FRAGILES

- Étirez la tête vers le haut.
- Placez un coussin sous les fessiers.

QUESTION/ RÉPONSE

Doit-on décoller complètement le fessier à chaque bascule ?

Oui ! Mais cela n'est pas une obligation.

5 stretching : flexion du buste sur une jambe

Pour allonger les muscles, éviter les courbatures et se détendre.

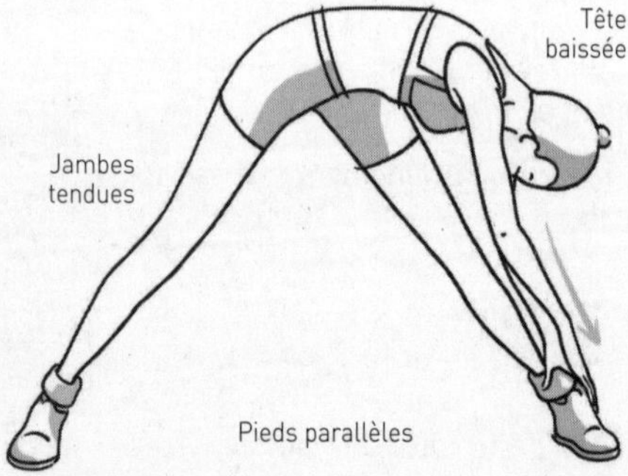

pour bien se placer

→ Placez-vous debout, jambes écartées et tendues au maximum.

→ Fléchissez au maximum le buste sur une jambe et gardez la position pendant 10 secondes.

→ Décontractez-vous, puis changez de côté.*

VEILLEZ À...

- Garder les jambes en hyperextension.
- Avoir le dos le plus plat possible.
- Ne pas chercher à mettre le front sur la jambe (ce qui a tendance à arrondir le dos), mais à ramener le ventre et la poitrine sur le tibia (ce qui permet de garder le dos plat).

➔ pour bien respirer

Inspirez par le nez et expirez par la bouche le plus lentement possible.

➔ répétitions

- →Vous avez l'habitude : faites 1 étirement sur chaque jambe.
- →Vous n'avez pas l'habitude : faites 2 étirements sur chaque jambe.

➔ les bienfaits de l'exercice

Il assouplit la région lombaire, la taille et l'arrière des jambes.

➔ deux variantes

- →Faites 2 étirements de 10 secondes sur chaque jambe en plaçant les mains derrière la cheville.*
- →Faites 2 étirements de 20 secondes sur chaque jambe avec les pieds en ouverture.*

N'oubliez pas de vous décontracter pendant une dizaine de secondes entre chaque posture.

POUR LES DOS FRAGILES

Placez le buste progressivement et en douceur au-dessus de la jambe.

QUESTION/ RÉPONSE

Est-il préférable d'attraper la cheville avec les mains ou de poser les mains sur le sol de chaque côté de la jambe ?

Si l'on est très souple, il est préférable de poser les mains sur le sol et de fléchir les coudes au maximum. Dans le cas contraire, mieux vaut tenir les chevilles ou les mollets.

programme du vendredi en 10 minutes

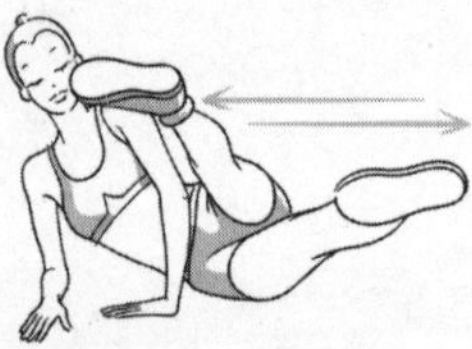

EXERCICE 1

Croisés de jambes*

Pour tonifier les abdominaux.

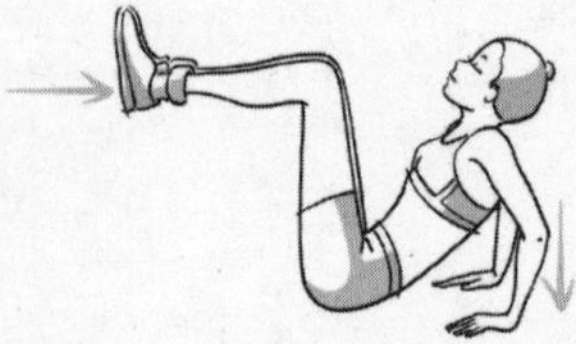

Phase 1

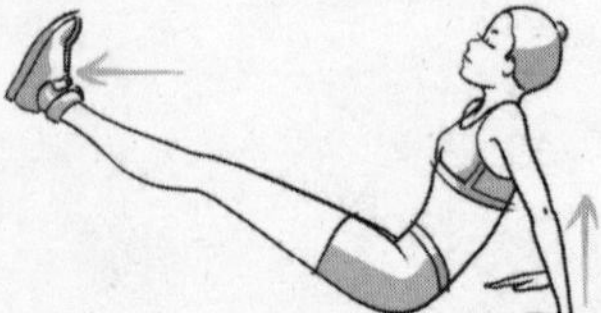

Phase 2

EXERCICE 2

Flexions-extensions des jambes serrées et des bras**

Pour tonifier les abdominaux.

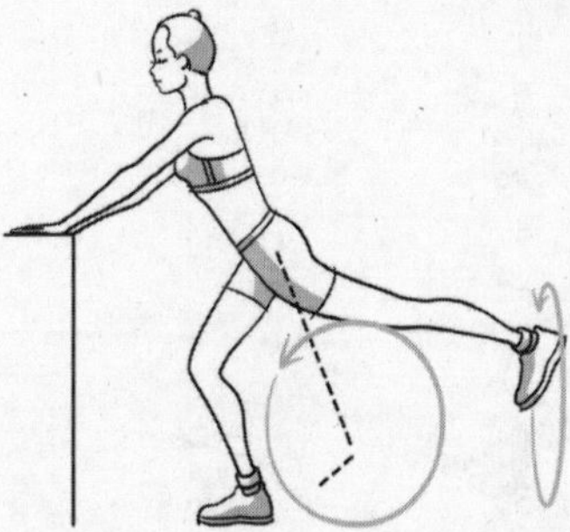

EXERCICE 3

Cercles d'une jambe en arrière et sur le côté*

Pour tonifier les fessiers.

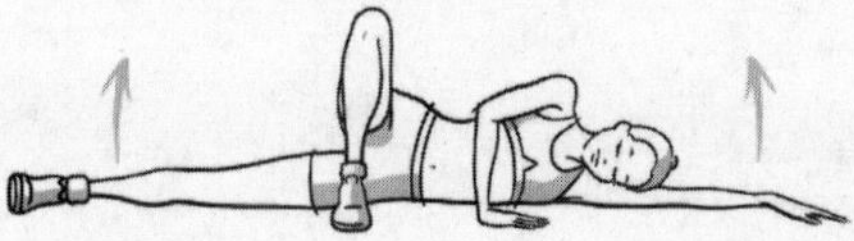

EXERCICE 4

Élévations de la jambe au sol**

Pour tonifier les fessiers.

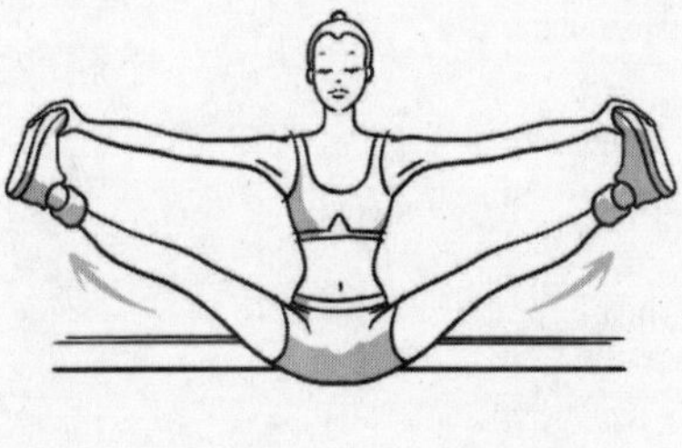

STRETCHING

Écart maximal des jambes*

Pour allonger les muscles, éviter les courbatures et se détendre.

1 croisés de jambes

Pour tonifier les abdominaux.

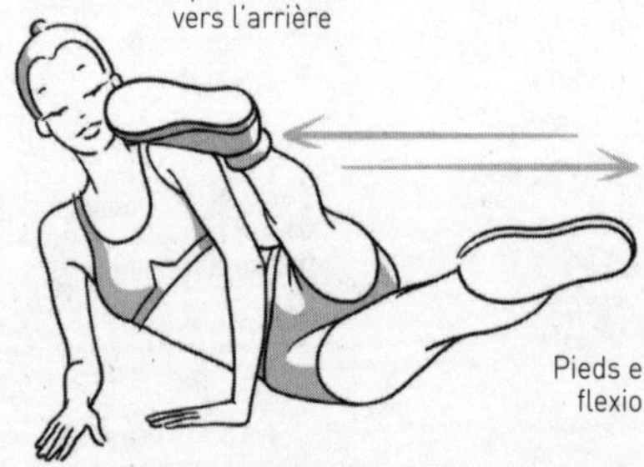

pour bien se placer

→ Allongez-vous sur le côté, en appui sur un avant-bras.

→ Ramenez les jambes tendues à angle droit avec le buste.

→ Faites des battements de jambes parallèles au sol en travaillant à votre rythme.*

VEILLEZ À...

- Tendre les jambes au maximum.
- Conserver le dos droit.

pour bien respirer

Inspirez par le nez et expirez par la bouche le plus lentement possible.

➔ répétitions

→Vous êtes entraînée : faites 2 séries de 40 croisés de jambes pour chaque côté.

→Vous reprenez l'entraînement : faites 2 séries de 25 croisés de jambes pour chaque côté.

➔ les bienfaits de l'exercice

Il tonifie le ventre, le bas des fessiers, ainsi que les cuisses.

➔ deux variantes

→Faites 30 croisés de jambes sur un rythme rapide et 30 croisés de jambes sur un rythme lent.**

→Faites 2 séries de 30 croisés de jambes avec les pieds en extension.*

Pensez à bien rentrer le ventre pendant la pratique de cet exercice.

POUR LES DOS FRAGILES

- Placez un coussin sous les hanches et un autre sous l'avant-bras.
- Faites des gestes de faible amplitude.

QUESTION/ RÉPONSE

Doit-on essayer de ramener les jambes le plus près possible du visage ?

Oui !

2 flexions extensions des jambes serrées et des bras

Pour tonifier les abdominaux.

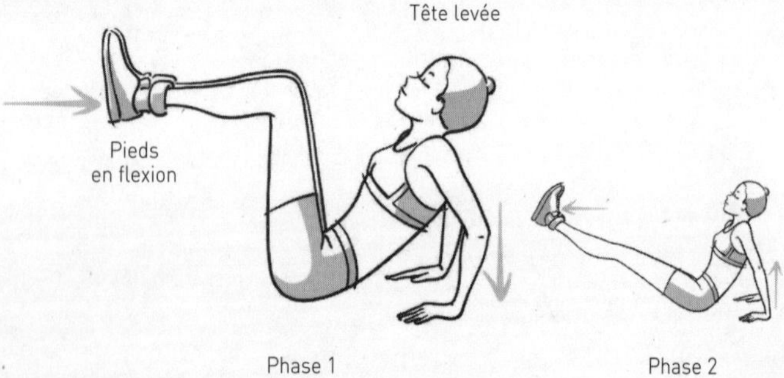

➔ pour bien se placer

→Asseyez-vous et placez les mains au sol derrière le dos.

→Élevez les mollets serrés devant vous, parallèles au sol.

→Faites des flexions extensions des jambes et des bras à votre rythme.**

VEILLEZ À...

- Conserver les mollets bien parallèles au sol en permanence.
- Travailler sans élan.

➔ pour bien respirer

Inspirez par le nez en ramenant les jambes vers vous et expirez par la bouche en les tendant.

répétitions

→Vous êtes entraînée : faites 2 séries de 25 flexions extensions.

→Vous reprenez l'entraînement : faites 2 séries de 12 flexions extensions.

les bienfaits de l'exercice

Il tonifie le ventre et le milieu des abdominaux, ainsi que l'arrière des bras.

deux variantes

→Faites 2 séries de 25 flexions extensions avec les jambes écartées.**

→Faites 2 séries de 25 flexions extensions en alternant 1 mouvement des jambes à droite et 1 mouvement à gauche.**

Pensez à bien rentrer le ventre pendant la pratique de cet exercice.

POUR LES DOS FRAGILES

- Placez un coussin sous les fessiers.
- Faites des mouvements de faible amplitude.

QUESTION/ RÉPONSE

Doit-on tendre complètement les jambes lors de la phase 2 ?

Le plus possible.

3 cercles d'une jambe à l'arrière et sur le côté

Pour tonifier les fessiers.

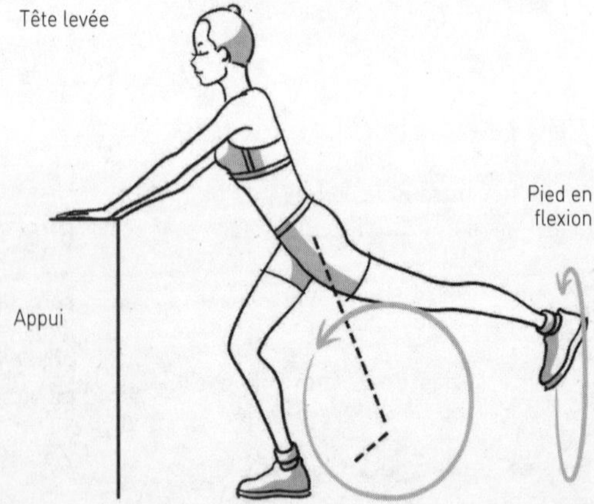

pour bien se placer

→ Placez-vous debout face à un meuble d'appui, fléchissez une jambe, puis placez vos mains devant vous sur l'appui.

→ Faites avec l'autre jambe tendue 2 cercles sur le côté et 2 cercles en arrière en travaillant à votre rythme.*

VEILLEZ À...

- Conserver le dos droit.
- Garder la jambe active tendue au maximum.

pour bien respirer

Inspirez par le nez et expirez par la bouche le plus lentement possible.

répétitions

→ Vous êtes entraînée : faites 2 séries de 15 enchaînements (1 enchaînement = 2 cercles sur le côté et 2 cercles en arrière) dans un sens et 15 dans l'autre sens pour chaque jambe.

→ Vous reprenez l'entraînement : faites 2 séries de 10 enchaînements dans un sens et 10 dans l'autre pour chaque jambe.

les bienfaits de l'exercice

Il raffermit l'ensemble des muscles fessiers, ainsi que l'intérieur et l'extérieur des cuisses.

deux variantes

→ Faites d'abord 15 cercles sur le côté puis 15 cercles en arrière en variant leur amplitude. Inversez ensuite le sens, puis changez de jambe.**

→ Faites 15 cercles sur le côté, puis 15 cercles en arrière en pratiquant des extensions sur les orteils du pied d'appui. Inversez ensuite le sens, puis changez de jambe.**

POUR LES DOS FRAGILES

- Faites une rétroversion du bassin (poussée du pubis vers l'avant).
- Fléchissez davantage la jambe d'appui.

QUESTION/ RÉPONSE

Doit-on élever la jambe le plus haut possible ?

Absolument !

4 élévation de la jambe au sol

Pour tonifier les fessiers.

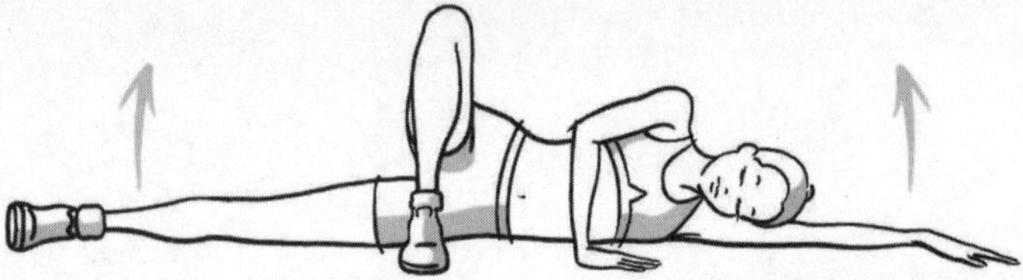

Jambe tendue avec le pied en flexion

Pied en flexion parallèle au sol

Tête en appui sur le bras tendu

pour bien se placer

→Allongez-vous sur le côté, jambes tendues l'une sur l'autre.

→Pliez la jambe supérieure et ramenez-la devant votre bassin.

→Faites de petites élévations de la jambe au sol, en la gardant tendue et en travaillant à votre rythme.**

VEILLEZ À...

Conserver la jambe tendue dans le prolongement du corps en évitant absolument de la laisser passer trop en arrière pour ne pas cambrer.

---

pour bien respirer

Inspirez par le nez et expirez par la bouche le plus lentement possible.

répétitions

→Vous êtes entraînée : faites 2 séries de 30 élévations pour chaque jambe.

→Vous reprenez l'entraînement : faites 2 séries de 15 élévations pour chaque jambe.

les bienfaits de l'exercice

Il raffermit l'intérieur des cuisses.

deux variantes

→Faites 2 séries de 30 élévations pour chaque jambe, avec le pied dirigé vers le haut.**

→Faites 2 séries de 30 élévations pour chaque jambe, en alternant l'orientation du pied 1 fois vers le haut et 1 fois vers le bas.**

Efforcez-vous de continuer l'exercice malgré l'inconfort qui survient au bout d'un moment.

POUR LES DOS FRAGILES

• Placez un coussin sous les hanches et éventuellement sous la tête.
• Faites une rétroversion du bassin (poussée du pubis vers l'avant).

QUESTION/ RÉPONSE

Doit-on reposer la jambe sur le sol après chaque élévation ?

Non ! Si cela ne provoque pas de dommage physique, ce repos nuit à l'efficacité de l'exercice.

5 stretching : écart maximal des jambes

Pour allonger les muscles, éviter les courbatures et se détendre.

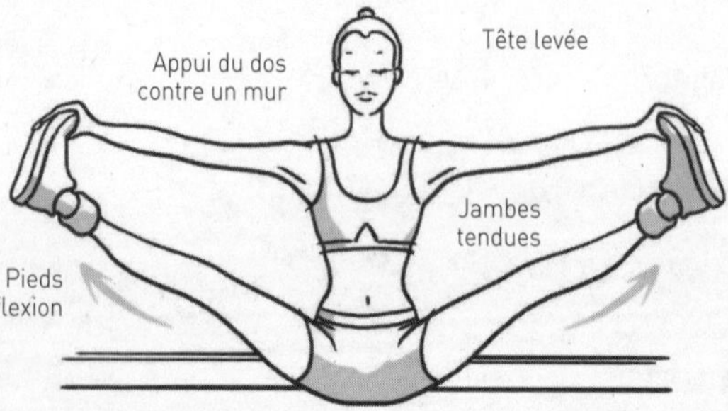

pour bien se placer

→ Adossez-vous contre un mur en position assise.

→ Attrapez le pied droit avec la main droite. Tendez la jambe sur le côté.

→ Faites de même avec la jambe gauche, sans bouger la jambe droite.

→ Écartez au maximum les jambes tendues en tenant la posture pendant 8 secondes. Avec de l'entraînement, essayez la posture sans appui dorsal.**

VEILLEZ À...

- Écarter les jambes symétriquement.
- Conserver le dos droit.

QUESTION/ RÉPONSE

Comment faire pour ne pas perdre l'équilibre ?

Il convient de fixer des yeux une ligne verticale ou de s'adosser à un mur au début, en pliant légèrement les jambes.

➔ pour bien respirer

Inspirez par le nez et expirez par la bouche le plus lentement possible.

➔ répétitions

→Vous avez l'habitude : faites 2 étirements.

→Vous n'avez pas l'habitude : faites 3 étirements.

➔ les bienfaits de l'exercice

Il améliore la souplesse de l'intérieur des cuisses, ainsi que l'équilibre corporel.

POUR LES DOS FRAGILES

- Placez un coussin sous les fessiers.
- Étirez la tête vers le haut.

➔ deux variantes

→Faites 3 étirements de 8 secondes avec les pieds en extension.**

→Faites 3 étirements de 8 secondes en ramenant les jambes vers le mur tout en maintenant leur écartement au maximum.**

N'oubliez pas de vous décontracter pendant une dizaine de secondes entre chaque posture.

programme du samedi en 10 minutes

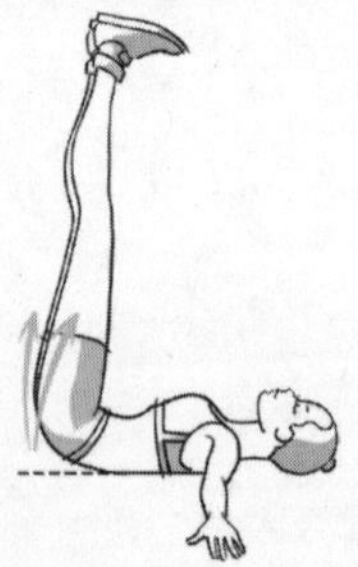

EXERCICE 1

Élévations du bassin à gauche et à droite**

Pour tonifier les abdominaux.

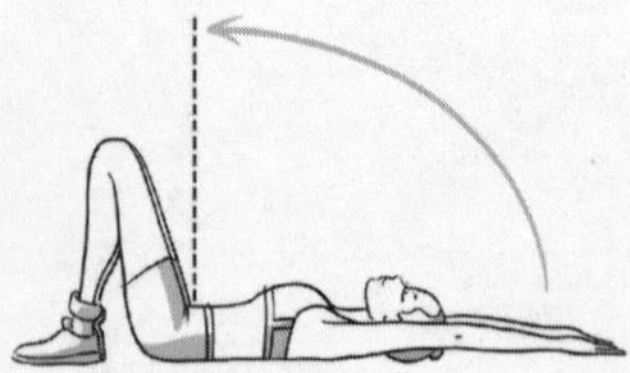

EXERCICE 2

Relevés de buste à la verticale**

Pour tonifier les abdominaux.

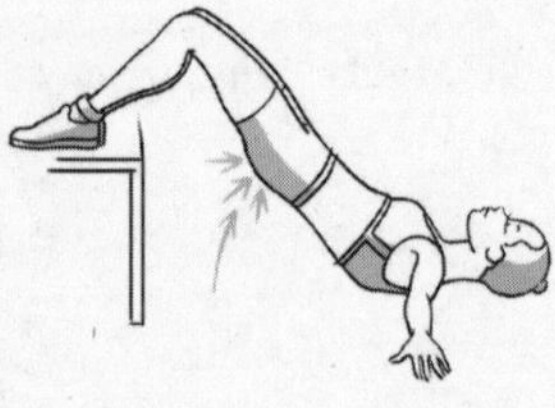

EXERCICE 3

Élévations du bassin en contractant les fessiers**

Pour tonifier les fessiers.

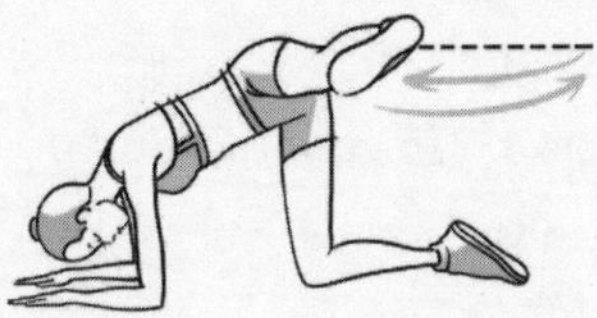

EXERCICE 4

Déplacements latéraux de la jambe***

Pour tonifier les fessiers.

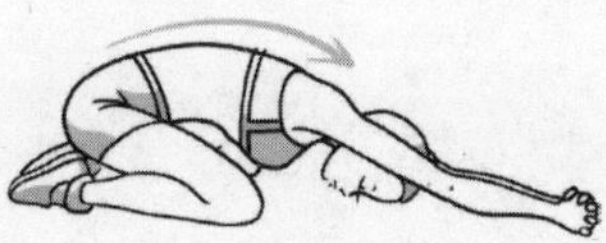

STRETCHING

Arrondi du dos*

Pour allonger les muscles, éviter les courbatures et se détendre.

1 élévations du bassin à gauche et à droite

Pour tonifier les abdominaux.

pour bien se placer

→Allongez-vous sur le dos, les bras en croix.

→Élevez les jambes tendues et serrées à la verticale.

→Faites des élévations du bassin à gauche et à droite en travaillant à votre rythme.**

VEILLEZ À...

- Laisser les jambes à la verticale.
- Ne pas lever la tête.

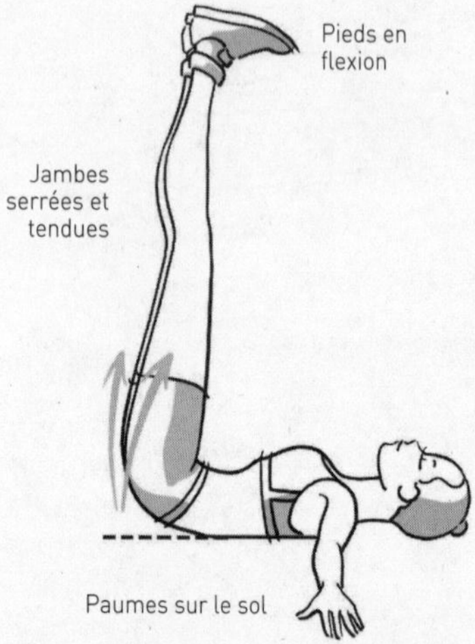

➔ pour bien respirer

Inspirez par le nez en descendant le bassin, expirez par la bouche en le montant.

➔ répétitions

- → Vous êtes entraînée : faites 2 séries de 20 élévations alternées.
- → Vous reprenez l'entraînement : faites 2 séries de 10 élévations alternées.

➔ les bienfaits de l'exercice

Il renforce efficacement les muscles du ventre.

➔ deux variantes

- → Faites 2 séries de 15 élévations alternées avec les jambes tendues et écartées.**
- → Faites 2 séries de 15 élévations alternées avec les orteils d'un pied touchant le talon de l'autre pied.**

Pensez à bien rentrer le ventre pendant la pratique de cet exercice.

POUR LES DOS FRAGILES

Placez un coussin sous les hanches et un autre sous la tête.

QUESTION/ RÉPONSE

Peut-on fléchir un peu les jambes pour prendre de l'élan ?

De préférence : non ! La technique est plus efficace avec les jambes tendues.

❷ relevés du buste à la verticale

Pour tonifier les abdominaux.

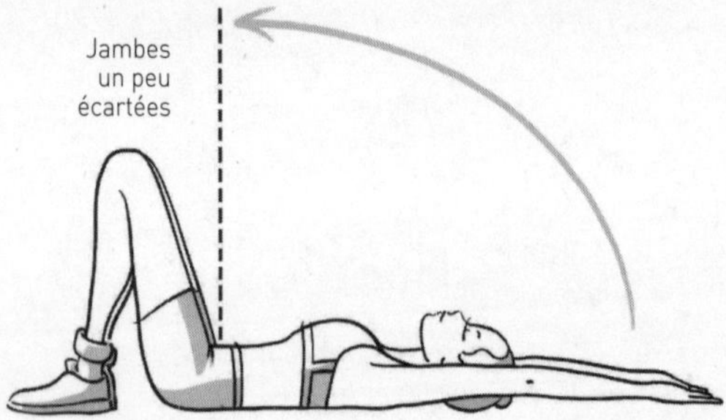

pour bien se placer

→ Asseyez-vous sur le sol, jambes fléchies légèrement écartées.

→ Placez les bras tendus en arrière, dans le prolongement du corps.

→ Relevez le buste à la verticale sans décoller les pieds du sol et en travaillant le plus lentement possible.**

VEILLEZ À...

- Redescendre le buste lentement.
- Ne pas arrondir la nuque.
- Décoller le moins possible les pieds du sol.

pour bien respirer

Inspirez par le nez en redescendant le buste et expirez par la bouche en le relevant.

répétitions

→ Vous êtes entraînée : faites 2 séries de 20 relevés de buste.

→ Vous reprenez l'entraînement : faites 2 séries de 10 relevés de buste.

les bienfaits de l'exercice

Il renforce l'ensemble des muscles abdominaux de face.

deux variantes

→ Faites 2 séries de 30 relevés de buste en alternant 1 relevé complet et 1 demi-relevé.**

→ Faites 30 relevés de buste en décollant complètement un pied du sol, puis l'autre sur le relevé suivant.**

Pensez à bien rentrer le ventre pendant la pratique de cet exercice.

POUR LES DOS FRAGILES

- Placez un coussin sous les hanches et un autre sous la tête.
- Prenez soin de garder le dos plat en vous redressant pour éviter la cambrure lombaire.
- Travaillez en douceur, sans relever violemment le buste.

QUESTION/ RÉPONSE

Peut-on ramener les bras vers l'avant en relevant le buste ?

Oui ! Cela aide vraiment, mais le plus efficace pour renforcer les muscles abdominaux est de conserver les bras tendus et étirés vers l'arrière.

3 élévations du bassin en contractant les fessiers

Pour tonifier les fessiers.

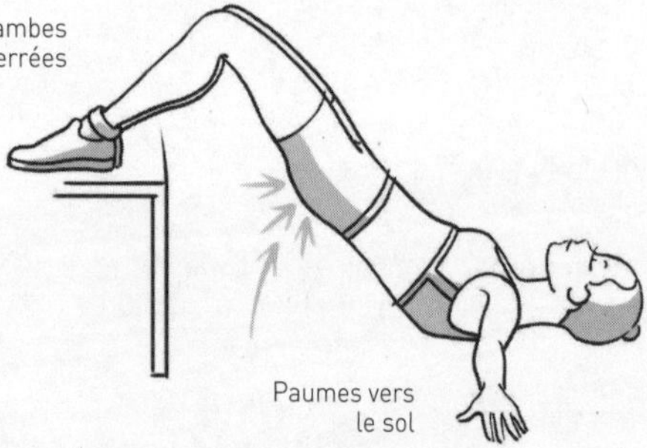

pour bien se placer

→ Allongez-vous sur le dos, les talons serrés en appui sur un siège, et placez les bras en croix.

→ Décollez le bassin du sol sur un rythme lent, en contractant fortement les fessiers.**

VEILLEZ À...

- Gardez le bassin près du siège.
- Ne pas laisser le bassin retomber au sol (il doit juste l'effleurer).
- Décollez le bassin assez haut.

pour bien respirer

Inspirez par le nez en descendant le bassin et expirez par la bouche en le montant.

répétitions

→Vous êtes entraînée : faites 2 séries de 25 élévations.

→Vous reprenez l'entraînement : faites 2 séries de 20 élévations.

les bienfaits de l'exercice

Il durcit fortement les muscles fessiers.

deux variantes

→Faites 2 séries de 25 élévations en alternant 1 grande élévation, puis 1 petite élévation.**

→Faites 2 séries de 25 élévations avec les jambes écartées.**

Efforcez-vous de continuer l'exercice malgré l'inconfort qui survient au bout d'un moment.

POUR LES DOS FRAGILES

• Placez un coussin sous les hanches et un autre sous la tête.
• Ne décollez pas trop le bassin.

QUESTION/ RÉPONSE

Peut-on réaliser cet exercice en appui sur la plante des pieds ?

Oui !

4 déplacements latéraux de la jambe

Pour tonifier les fessiers.

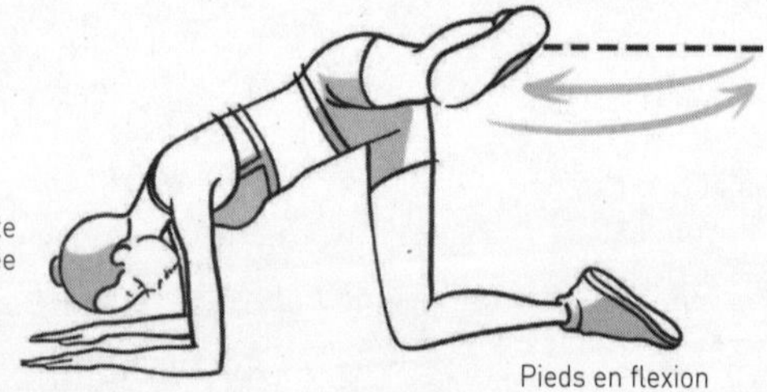

pour bien se placer

→ Placez-vous à quatre pattes, en appui sur les avant-bras.

→ Élevez une jambe tendue sur le côté.

→ Faites des déplacements latéraux de cette jambe de l'arrière vers le côté en travaillant à votre rythme.***

VEILLEZ À...

Conserver le dos plat.

pour bien respirer

Inspirez par le nez en éloignant la jambe active et expirez par la bouche en la ramenant.

répétitions

→ Vous êtes entraînée : faites 2 séries de 20 déplacements latéraux pour chaque jambe.

→ Vous reprenez l'entraînement : faites 2 séries de 12 déplacements latéraux pour chaque jambe.

les bienfaits de l'exercice

Il améliore les parties médianes et latérales de la région fessière.

deux variantes

→ Faites 2 séries de 20 déplacements latéraux pour chaque jambe en réalisant 1 petit battement de la jambe quand elle est sur le côté.***

→ Faites 2 séries de 30 déplacements latéraux en alternant 2 déplacements d'une jambe, puis 2 de l'autre.***

Pensez à bien rentrer le ventre pendant la pratique de cet exercice.

POUR LES DOS FRAGILES

- Exercez-vous sans élan.
- Étirez la jambe active quand elle est dans le prolongement du corps.
- Placez si nécessaire votre tête dans les mains.

QUESTION/ RÉPONSE

La jambe doit-elle être parallèle au sol ?

Oui ! D'ailleurs, plus elle est élevée, mieux c'est !

5 stretching : arrondi du dos

Pour allonger les muscles, éviter les courbatures et se détendre.

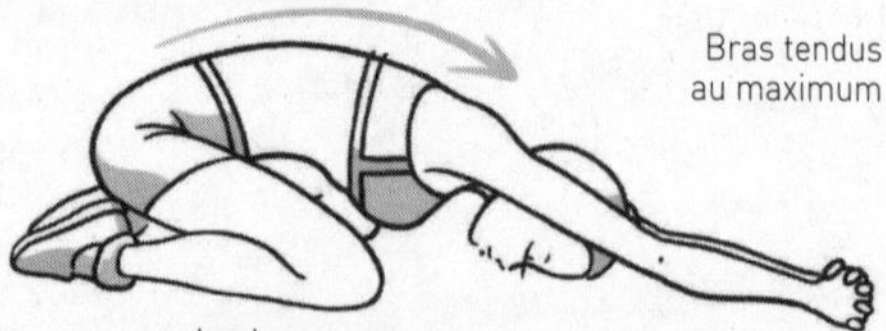

➔ pour bien se placer

→ Placez-vous à genoux, jambes légèrement écartées.

→ Entrelacez vos doigts et tendez vos bras devant vous.

→ Arrondissez le dos et gardez la posture pendant 10 secondes.*

VEILLEZ À...

• Étirer les bras au maximum vers l'avant.
• Rester concentrée pour ressentir l'étirement dans tout le dos.

QUESTION/ RÉPONSE

Peut-on s'asseoir sur les talons ?

Oui ! Il est possible de s'asseoir complètement ou de rester à genoux pour réaliser cette posture.

➔ pour bien respirer

Inspirez par le nez et expirez par la bouche le plus lentement possible.

➔ répétitions

→Vous avez l'habitude : faites 2 étirements.

→Vous n'avez pas l'habitude : faites 3 étirements.

➔ les bienfaits de l'exercice

Il détend l'ensemble de la masse musculaire dorsale et étire en douceur la colonne vertébrale.

POUR LES DOS FRAGILES

• Placez un coussin d'au moins 10 cm d'épaisseur sous les fessiers.
• Étirez en permanence la tête dans le prolongement de la colonne vertébrale.

➔ deux variantes

→Faites 3 étirements de 10 secondes en écartant les jambes au maximum.*

→Faites 3 étirements de 10 secondes en ramenant les coudes vers le sol.*

N'oubliez pas de vous décontracter pendant une dizaine de secondes entre chaque posture.

en résumé...

pour avoir un ventre plat et les fesses fermes, il faut :

→Pratiquer les exercices au quotidien (au pire un jour sur deux)

→Surveiller son alimentation.

→Marcher le plus possible d'un bon pas.

→Monter le maximum d'escaliers.

→Éviter les longues interruptions d'entraînement (par exemple en été).

→Se faire masser à la première occasion.

Ces consignes sont tout à fait réalistes pour la plupart d'entre nous et engendrent un résultat satisfaisant permanent.

Imprimé par Allemagne par GGP Media GmbH
ISBN : 978-2-501-08754-4
Dépôt légal : Avril 2013
4131785/01